C.H.BECK WISSEN

in der Beck'schen Reihe

Die Epilepsie ist nicht nur eine der am längsten bekannten, sondern auch eine der häufigsten chronischen Erkrankungen des Menschen. Glücklicherweise ließen sich in den letzten Jahrzehnten entscheidende Erkenntnisse über diese Erkrankung gewinnen, so daß die Epilepsie heute zu den neurologischen Krankheiten zählt, die am besten behandelt werden können.

Der Autor informiert über Vorkommen, Ursachen und Behandlungsmöglichkeiten der verschiedenen Epilepsieformen sowie über ihre psychosozialen Auswirkungen. Anregungen zum eigenverantwortlichen Umgang mit der Erkrankung und die Anschriften wichtiger Selbsthilfeverbände beschließen das Buch.

Dr. Hansjörg Schneble ist Facharzt für Kinderkrankheiten sowie Epileptologe und leitete über viele Jahre die Klinik für Kinder und Jugendliche am Epilepsiezentrum Kork. Insbesondere beschäftigt er sich mit der medikamentösen Behandlung der Epilepsie, ihrer Geschichte und ihren sozialen und psychischen Auswirkungen. Neben einer Vielzahl von Fachveröffentlichungen schreibt H. Schneble auch Kinderbücher. 1998 gründete er das weltweit erste überregionale Epilepsiemuseum (in Kehl-Kork).

Hansjörg Schneble

EPILEPSIE

Erscheinungsformen – Ursachen – Behandlung

Verlag C.H.Beck

Meiner Frau Josefine
und meinen drei Söhnen
Christoph, Matthias und Hans-Martin
gewidmet

Die erste Auflage dieses Buches erschien 1996.

Zweite, überarbeitete Auflage. 2003

Originalausgabe

Gesamtherstellung: Druckerei C. H. Beck, Nördlingen
Umschlagentwurf: Uwe Göbel, München
Printed in Germany
ISBN 3 406 41047 2

www.beck.de

Inhalt

1. Vorwort

„Epilepsie braucht Offenheit!" – So lautete das Motto des *Tages der Epilepsie*, der im Oktober 1996 erstmals in Deutschland begangen wurde und seither jedes Jahr am 5. Oktober mit jeweils wechselndem Themenschwerpunkt durchgeführt wird. Offenheit erfordert ihrerseits Information, denn erst das Wissen um eine Thematik macht auch ihre eingehende Erörterung möglich.

Lehrbücher und wissenschaftliche Abhandlungen über Epilepsie-Themen liegen in nicht mehr übersehbarer Fülle vor. Das vorliegende Buch wurde in der Absicht geschrieben, das Krankheitsbild der Epilepsie(n) einem fachlich nicht vorgebildeten Leserkreis zu vermitteln, wissenschaftliche Hintergründe aufzuzeigen und bestehende Vorurteile abzubauen.

Die Herausgabe dieses Buches fällt in eine Zeit, in der das Wissenschaftsgebiet, das sich mit den Epilepsiekrankheiten beschäftigt – die Epileptologie also –, in unterschiedlichen Teilbereichen eine stürmische Entwicklung erfährt: Moderne, technisch hochentwickelte apparative Untersuchungsmethoden haben die Diagnosemöglichkeiten und das Aufdecken von Epilepsie-Ursachen revolutioniert; neue Substanzen zur medikamentösen Langzeitbehandlung sind in den letzten Jahren entdeckt und bereits in die Behandlungspraxis eingeführt worden; die Epilepsie-Chirurgie erlaubt heute therapeutische Eingriffe, die man vor einem Jahrzehnt noch nicht für möglich gehalten hätte.

Aber: Kranksein bedeutet nicht nur „Defizit an Gesundheit", sondern auch Beeinträchtigung physischer, psychischer und sozialer Möglichkeiten – dies gilt insbesondere für das Chronisch-Kranksein. Vor diesem Hintergrund soll das vorliegende Buch nicht nur über Ursachen und Behandlungsmöglichkeiten der Epilepsien, sondern insbesondere über die Auswirkungen informieren, die diese weitverbreitete chronische Krankheit im engeren und weiteren psychosozialen Umfeld des Erkrankten mit sich bringt.

Mein Dank gilt dem C.H.Beck Verlag, der den Mut hatte, sich dieses wichtigen, aber in der Öffentlichkeit bisher noch zu wenig diskutierten Themas anzunehmen, sowie meinen Patienten und ihren Angehörigen, ohne deren Vertrauen und Offenheit mir viele Erkenntnisse und Einsichten verborgen geblieben wären.

Kehl-Kork, August 1996 *Hansjörg Schneble*

Vorwort zur zweiten Auflage

In der Neuauflage des Buches mußten an den grundsätzlichen Ausführungen über das Krankheitsbild der Epilepsie keine entscheidenden Änderungen vorgenommen werden – der Text wurde hier an einigen wenigen Stellen lediglich präzisiert. Ergänzungen und Hinweise auf neue Entwicklungen waren vor allem in den Therapiekapiteln (neue Medikamente, Nervus-Vagus-Stimulation, ketogene Diät) erforderlich. Im Kapitel „Psychosoziale Auswirkungen" wurden insbesondere die Ausbildungsmöglichkeiten für mehrfachbehinderte Anfallkranke ergänzt. Änderungen im Schwerbehindertengesetz und bei den Führerscheinrichtlinien wurden bei der Neufassung dieser Abschnitte berücksichtigt.

Ich möchte zahlreichen Lesern für Kommentare und Hinweise danken. Ein besonderer Dank gilt wieder dem C.H.Beck Verlag, der die Neuauflage dieses Buches in jeder Weise unterstützt und zügig vorgenommen hat.

Offenburg, Januar 2003 *Hansjörg Schneble*

2. Einleitung

2.1. Epidemiologie

Nach den Durchblutungsstörungen sind die Epilepsien die häufigsten chronischen Erkrankungen des zentralen Nervensystems. Man geht davon aus, daß 0,5–1 % aller Menschen an einer Epilepsie leiden – anders ausgedrückt: Die Prävalenz (Zahl der Kranken in einer Population zum Zeitpunkt der Untersuchung) der Epilepsien beträgt 5–10 ‰, d. h., von 100–200 Menschen leidet einer an Epilepsie. Prinzipiell ist diese Häufigkeit weltweit überall gleich, es gibt keine rassischen oder klimatischen Unterschiede. Folgende Einschränkung muß hier allerdings gemacht werden: In Ländern, in denen gesundheitliche Störungen, die zur Epilepsie führen können (s. Kap. 6), häufiger sind bzw. auf Grund mangelnder hygienischer Standards oder wegen medizin-technischer Unzulänglichkeiten nur ungenügend behandelt werden können, sind Epilepsien häufiger. So liegt z. B. in den sog. Entwicklungsländern, in denen Geburtskomplikationen, Infektionskrankheiten des zentralen Nervensystems und Schädel-Hirn-Verletzungen besonders häufig sind oder nur ungenügend behandelt werden können, die Epilepsie-Prävalenz 3–4mal höher als in den sog. Industrieländern. In der Bundesrepublik Deutschland muß mit 400 000 bis 800 000 Epilepsiekranken gerechnet werden.

Epilepsien können in jedem Lebensalter auftreten. Etwa die Hälfte der Erkrankungen wird bereits vor dem 10. Lebensjahr manifest, zwei Drittel haben ihren Beginn vor dem 20. Lebensjahr. Ein weiterer Häufigkeitsgipfel findet sich im höheren Lebensalter (s. u.). Etwa ein Drittel aller Epilepsie-Patienten gehört dem Kindes- und Jugendalter an. Von 100 Epilepsiekranken sind – statistisch gesehen – 52 männlichen und 48 weiblichen Geschlechts.

Die Zahl der Neuerkrankungen pro Jahr (Inzidenz) beträgt im Kindesalter etwa 90 pro 100 000 Kinder; sie sinkt im mittleren Lebensalter etwa auf 20 und steigt nach dem 60. Lebensjahr wieder bis auf etwa 60 pro 100 000 Menschen dieser

Altersgruppe an. Die durchschnittliche Inzidenz beträgt also 0,4 ‰, d.h., unter 100 000 Menschen erkranken jährlich 40 neu an Epilepsie. (Bezogen auf die Bundesrepublik Deutschland bedeutet dies jährlich über 30 000 Neuerkrankungen.)

Diese Zahlen belegen einerseits die Häufigkeit und den chronischen Charakter der Epilepsien, andererseits aber auch die Tatsache, daß ein nicht unwesentlicher Teil der Epilepsien spontan oder durch die Therapie ausheilt. Nimmt man den Kreis der Menschen hinzu, die im Leben nur einen oder wenige epileptische Anfälle erleiden, so erhöht sich die Zahl der manifest Anfallkranken auf etwa 5 % der Gesamtpopulation. Bei weiteren 5 % muß auf Grund des Hirnstromkurvenbildes eine erhöhte Veranlagung (Disposition) zu epileptischen Anfällen angenommen werden, ohne daß diese jemals manifest wird (sog. *latente Epilepsie* – s. S. 56). Jeder 20. Mensch erleidet also im Laufe seines Lebens mindestens einen epileptischen Anfall, und jeder 10. besitzt eine erhöhte Anfallbereitschaft.

2.2. Geschichte der Epilepsie

Kaum eine andere Krankheit läßt sich historisch so weit zurückverfolgen wie die Epilepsie. Aus den frühesten schriftlichen Zeugnissen wissen wir, daß sie schon in den frühen Hochkulturen – so z.B. im Alten Ägypten – Patienten, Ärzte und Gesellschaft in hohem Maß beschäftigt hat.

Die Tatsache, daß die Epilepsie als Krankheit „seit Urzeiten" bekannt und gefürchtet ist, dürfte im wesentlichen zwei Ursachen haben: Zum einen war und ist die Epilepsie eine häufige Krankheit; nichts spricht dafür, daß die Epilepsie früher seltener als heute gewesen ist – im Gegenteil: Mangelnde prophylaktische und therapeutische Maßnahmen ließen den Epilepsiekranken in früheren Zeiten mehr als heute zum „Bild der Straße" gehören. Zum anderen verhalf das nicht selten Furcht, Schrecken und Abscheu einflößende Bild des Anfallgeschehens (insbesondere die auch dem Laien am besten geläufige Symptomatik beim „großen Anfall") der Epilepsie zu allen Zeiten zu einer fragwürdigen Berühmtheit.

Wahrscheinlich steht auch die seit dem 6. vorchristlichen Jahrhundert aus dem antiken Griechenland bekannte Bezeichnung „Heilige Krankheit" mit dem Fluidum des Unerklärlichen und Unheimlichen, das diese Krankheit seit alters her umgibt, im Zusammenhang: „Der Name ‚heilig' für die Epilepsie" – so der griechische Denker Demokrit, ein Zeitgenosse Hippokrates' – „ist deshalb berechtigt, weil dies ihrem Charakter als von den Göttern verhängte Heimsuchung entspricht."

Auch der noch heute gebräuchliche Krankheitsname – „Epilepsie" – ist letztlich ebenfalls Hinweis auf diesen Glauben an ein von Göttern oder Dämonen auferlegtes Leiden: Das griechische Verb ‚epilambanein' bedeutet ‚packen, jemand heftig ergreifen'; ein Begriff, der die Krankheitsursache zu einem „übernatürlichen Verursacher" werden läßt. Aber bereits in antiker Zeit gab es aufgeklärte Denker – Ärzte und Nicht-Ärzte –, die in der Epilepsie eine natürliche Krankheit sahen. In der ersten Monographie über die Epilepsie, in der um 400 v. Chr. entstandenen hippokratischen Schrift „Über die Heilige Krankheit", liest man: „Diese Krankheit aber scheint mir in nichts göttlicher zu sein als die übrigen, sondern mir scheint, daß, ebenso wie die übrigen Krankheiten eine natürliche Ursache haben ..., auch diese einen natürlichen Grund hat." Und einige Kapitel weiter heißt es: „All das erleiden wir vom Gehirn her, wenn es nicht gesund ist." (Daß Hippokrates selbst der Verfasser dieser Zeilen war, ist durchaus möglich, aber medizinhistorisch nicht bewiesen.)

Aus dieser Ansicht heraus, daß die Epilepsie nämlich eine „Krankheit wie jede andere" sei und somit ihre Ursache wie die übrigen Krankhciten in einer Disharmonie – also einem ‚Ungleichgewicht' – der Körpersäfte habe (Humoralpathologie), erfolgte damals auch der therapeutische Ansatz: Richtlinien für eine gesunde Ernährung, Regulierung der Ausscheidung, Heilgymnastik und vernünftige Lebensführung. In den nachfolgenden Jahrhunderten übernahmen römische, byzantinische und arabische Ärzte und medizinische Schulen diese hippokratischen Anschauungen und Maßnahmen.

Im christlichen Mittelalter wurde dann das Rad der Medizinentwicklung jedoch um fast 1000 Jahre zurückgedreht: Krankheit wurde wieder als „Eingriff von oben", als göttliche Strafe, „Aufforderung zur Umkehr" oder als von Gott zugelassene „dämonische Besessenheit" angesehen („morbus daemonicus"). Dementsprechend wurde Heilung nicht beim Arzt, sondern bei Gott und seinen Heiligen gesucht. Der wichtigste „Fallsucht-Patron" des Mittelalters war der Heilige Valentin – wohl wegen der lautlichen Verwandtschaft seines Namens mit der „Fallsucht", die im Mittelalter auch als „St. Valentins-Plag", „St. Valentins Rache" oder – latinisiert – als „morbus sancti valentini" bezeichnet wurde. Die jahrhundertelange Geschichte der „Fallsucht-Wallfahrten" zum Heiligen Valentin (z. B. in Kiedrich/Rheingau oder Ruffach/Ober-Elsaß) zeugt vom Glauben an das Valentin-Patronat, aber auch von der Not der epilepsiekranken Menschen.

Erst im Zeitalter der Aufklärung, im 17. und 18. Jahrhundert, erhielt die Epilepsie allmählich wieder ihren Stellenwert in der Reihe der übrigen Krankheiten; aber es dauerte bis zur zweiten Hälfte des 19. Jahrhunderts, bis es gelang, die über 2000 Jahre alte hippokratische Aussage, daß nämlich das Gehirn Ausgangspunkt jeden epileptischen Geschehens sei, wissenschaftlich zu beweisen.

In dieselbe Zeit fallen die Entdeckung der antiepileptischen Wirkung des Broms (1857), des ersten objektiv wirksamen Medikaments gegen epileptische Anfälle, und die Bereitschaft der Gesellschaft, epilepsiekranken Menschen Aufnahme, Pflege und Förderung in entsprechenden Anstalten zu ermöglichen (u. a. Gründung der Anstalten in Bielefeld-Bethel 1867 und in Kork bei Kehl 1892).

In der ersten Hälfte des 20. Jahrhunderts setzte sich die Entwicklung der Epileptologie als Wissenschaftsgebiet geradezu stürmisch fort – sie war vor allem geprägt durch die Entdeckung weiterer antiepileptisch wirksamer Medikamente (Phenobarbital 1912, Phenytoin 1938) und des Elektroencephalogramms (EEG) beim Menschen (Hans Berger, 1924).

3. Epilepsie — was ist das eigentlich?

3.1. Begriffsbestimmung

In der Medizin kennt man vielerlei „Anfälle", die nicht-epileptischer Natur sind. Letztlich bedeutet der Begriff „Anfall" ein mehr oder weniger plötzliches, episodisch auftretendes Ereignis, das in Form einer „Attacke" den gewohnten, „sonst üblichen" Zustand des betreffenden Menschen unterbricht. Anfälle brauchen keineswegs immer krankhafter Natur zu sein – beim „Wut-" oder „Lach-Anfall" handelt es sich in aller Regel um nicht-pathologische, „menschliche", nachvollziehbare Reaktionen auf bestimmte Ereignisse oder Situationen. Herz-, Gicht-, Migräne- oder Asthma-Anfälle beruhen zwar auf gesundheitlichen Störungen, haben aber nichts mit epileptischen Anfällen zu tun.

Was ist nun ein „epileptischer", ein „cerebraler" Anfall? („Cerebraler" Anfall wird hier gleichbedeutend gebraucht mit „epileptischer" Anfall; cerebrum [lat.] = das Gehirn; cerebral = das Gehirn betreffend.) Ein *epileptischer Anfall* ist eine von vielen pathologischen Reaktionsformen des Gehirns. Er ist die unspezifische Reaktion („Antwort") des Gehirns auf einen störenden, irritierenden oder schädigenden Reiz („unspezifisch" bedeutet dabei, daß allein auf Grund des Anfalls, seines Erscheinungsbildes und meist auch seiner Ausprägung in der Hirnstromkurve nicht auf die Ursache des Reizes, also nicht auf die Art der Irritation oder Schädigung, geschlossen werden kann); diese Reiz-Antwort geht dabei mit pathologischen, d.h. krankhaft übersteigerten elektrochemischen Erregungsvorgängen der Nervenzellen (Ganglienzellen) des Gehirns einher.

Das Erscheinungsbild dieser Gehirnreaktion, also die Reiz-Antwort im Sinne eines epileptischen Anfalls, kann dabei sehr unterschiedlich sein; das Anfallsbild kann motorische, sensible, sensorische, psychische, vegetative oder auch eine aus diesen Symptomen kombinierte Qualität zeigen (s. später).

Von *Epilepsie* spricht man dann, wenn bei einem Menschen epileptische Anfälle immer wieder spontan, d.h. unprovoziert, ohne unmittelbar erkennbare Auslösung, auftreten (chronisch rezidivieren).

Da aber Ursache, Erscheinungsbild der einzelnen Anfälle, Verlauf, Therapiemöglichkeit und Prognose (vermutlicher Ausgang der Krankheit) eines Anfallsleidens sehr unterschiedlich sein können, spricht man nicht von *der Epilepsie*, sondern von *Epilepsien*.

3.2. Physiologische und patho-physiologische Vorgänge

Die Funktion einer Nervenzelle ist im wesentlichen bestimmt durch elektrische und chemische Vorgänge im Zelleib (Zytoplasma), an der Zellmembran und in der unmittelbaren Umgebung der Zelle (eine einzelne Nervenzelle mit kurzen Fortsätzen [Dendriten] und einem langen Fortsatz [Neurit] wird ‚Neuron' genannt). Eine ruhende, inaktive Nervenzelle (Neuron) ist elektrophysiologisch dadurch gekennzeichnet, daß die Außenseite der Membran (Zellwand) gegenüber dem Inneren der Zelle eine positive Ladung aufweist; die Höhe dieses Spannungsgefälles (Ruhepotential) zwischen dem Zellinnern und der Zellaußenseite beträgt rund 70 mV (mit negativer Polarität im Zellinnern).

Bei der tätigen, aktiven Nervenzelle beobachten wir eine Umkehrung dieser Verhältnisse: Es kommt zu einem Absinken des Potentials (Entladung, Depolarisation); sobald die Höhe des Potentials eine bestimmte Schwelle (Membranschwelle) unterschritten hat, bricht das restliche Membranpotential völlig zusammen – bis hin zu einer Potentialumkehr (negative Polarität jetzt an der Membranaußenseite; im Inneren der Zelle kann jetzt eine Positivität bis plus 30 mV gemessen werden). Ist es zum Zusammenbruch des ursprünglichen Potentials gekommen, wird von der Zelle ein sog. Aktionspotential ausgesandt: Die an der erregten Nervenzelle erfolgten Potentialänderungen werden weitergeleitet. Aktionspotentiale dienen im Nervensystem zur Weitergabe von Signalen (Information).

Das Membranpotential wird im wesentlichen durch Ionen, also durch elektrisch geladene Atome oder Moleküle hervorgerufen, die sich im Zytoplasma und außerhalb der Zelle befinden. Überwiegen im Inneren beispielsweise die negativ geladenen Teilchen, so resultiert ein außen positiv geladenes Membranpotential (Ruhepotential; die Nervenzelle ist nicht aktiv). Durch sog. Ionenkanälchen kann ein Austausch der Ionen von außen nach innen und umgekehrt stattfinden.

Die Steuerung an den Ionenkanälchen, denen heute ein Hauptaugenmerk der neurophysiologischen und neurochemischen Forschung gilt, erfolgt entweder durch Spannungsänderung im Bereich der die Kanäle bildenden Proteine (spannungsgesteuerte Ionenkanäle) oder durch definierte chemische Substanzen (chemisch gesteuerte Ionenkanäle). Diese chemischen „Kanal- oder Schleusenwärter" nennt man *Neurotransmitter*. Man unterscheidet erregende (exzitatorische) und hemmende (inhibitorische) Transmitter-Substanzen: Es gibt Neurotransmitter, die eine Nervenzelle auf die oben skizzierte Weise erregen (Depolarisation; Aussendung eines Aktionspotentials), und solche, die eine Nervenzelle in ihrem Ruhepotential stabilisieren. Zu den exzitatorischen Transmittern gehört insbesondere die Glutaminsäure (Glutamat); als inhibitorische Substanzen wurden z. B. Gamma-Amino-Buttersäure (GABA) und Glycin erkannt.

Bei einer epileptischen Nervenzelle erfahren die hier skizzierten physiologischen Erregungsvorgänge eine pathophysiologische Veränderung: Die Depolarisation (Entladung) ist besonders intensiv und löst nicht nur *ein* Aktionspotential, sondern eine hochfrequente Serie von Aktionspotentialen aus („die epileptische Nervenzelle feuert"). Über eine Phase der Unerregbarkeit (Hyperpolarisation) kommt es anschließend wieder zur Herstellung des ursprünglichen Ruhepotentials (Repolarisation). Diese Folge von unterschiedlichen Polarisationsvorgängen mit lang anhaltender Depolarisation und Aussendung zahlreicher Aktionspotentiale bei der epileptischen Nervenzelle nennt man *paroxysmale Depolarisation* oder „Paroxysmal Depolarisation-Shift (PDS)"; sie ist der wesentliche Mechanismus bei der Entladung einer epileptischen Nervenzelle.

Diese sehr kursorisch beschriebenen elektrischen Vorgänge an der Nervenzelle sind gekoppelt mit Ionenströmen, wobei insbesondere Natrium-, Kalium-, Kalzium- und Chlorid-Ionen eine wesentliche Rolle spielen. Bei der epileptischen Nervenzelle geht die paroxysmale Depolarisation mit einem massiven Strom von (positiv-geladenen) Kalzium-Ionen ins Zellinnere einher. Diesem Kalzium-Einstrom kommt nach neuesten Erkenntnissen bei der epileptischen Entladung eine entscheidende Bedeutung zu. In der Phase der Hyper- und Repolarisation, in der die ursprünglichen Ladungsverhältnisse an der Nervenzelle wieder hergestellt werden, strömen vor allem (positiv-geladene) Kalium-Ionen aus dem Zellinnern nach außen und (negativ-geladene) Chlorid-Ionen nach innen.

Irritierende oder schädigende Reize, die auf das Gehirn einwirken, können nun zu einer „epileptischen Reaktion", also zur paroxysmalen Depolarisation cerebraler Nervenzellen – der Neurone – führen. Wenn eine genügend große Zahl von Neuronen, die untereinander über Schaltstellen (Synapsen) in Verbindung stehen, gemeinsam zur paroxysmalen Depolarisation veranlaßt werden *(synchrone paroxysmale Depolarisation),* dann kann hieraus zum einen ein sichtbares epileptisches Geschehen (epileptischer Anfall) resultieren; zum anderen kann die paroxysmale Depolarisation über exzitatorische Bahnen zu anderen Nervenzellen weitergeleitet werden, zu Neuronen-Verbänden also, die zunächst von der primären Irritation oder Störung nicht betroffen waren – das epileptische Geschehen breitet sich aus! Inhibitorische Neuronen können eine weitere Ausbreitung verhindern.

Zusammengefaßt kann eine PDS entstehen durch eine:

- Störung der intra- und extrazellulären Ionenverhältnisse;
- Störung der Zellmembran-Funktion, einschließlich der Kanalfunktionen;
- Störung des biochemischen Gleichgewichts zwischen hemmenden (inhibitorischen) und erregenden (exzitatorischen) Transmitter-Substanzen.

3.3. Oligo-Epilepsie und Gelegenheitsanfälle

Es gibt durchaus Menschen, die in ihrem Leben nur einen oder sehr wenige Anfälle erleiden – bei ihnen spricht man *nicht* von einer (chronischen) Epilepsie, die ja definitionsgemäß von spontan wiederkehrenden (rezidivierenden) Anfällen geprägt ist. Die Prävalenz für „ein-malige" Anfälle im Leben eines Menschen liegt bei etwa 5 %. Erleidet jemand mehr als nur einen, aber insgesamt doch sehr selten (z.B. ein- oder zweimal im Jahr) einen spontanen Anfall (ohne unmittelbar erkennbare Auslösung), so spricht man von einer *Oligo-Epilepsie* („oligos" [griech.]: klein, gering).

Einzelne Anfälle kommen jedoch insbesondere als sog. *Gelegenheitsanfälle* (Okkasionsanfälle) vor, also als Anfälle, die nicht spontan auftreten, sondern deren Vorkommen an bestimmte auslösende Situationen gebunden sind; sie werden auch als „akute epileptische Reaktionen" bezeichnet. Solche Gelegenheitsanfälle treten meist im Rahmen von akuten Erkrankungen bzw. gesundheitlichen Störungen auf, beispielsweise bei einer Infektion, Vergiftung, Stoffwechselstörung (z.B. Unterzuckerung) oder bei einer schädigenden physikalischen Einwirkung (z.B. Schädel-Hirn- oder Stromverletzung). Manche dieser Schädigungen rufen bei jedem Menschen einen epileptischen Anfall hervor, z.B. elektrische Reize oder zentral wirkende Krampfgifte. Andere dagegen nur bei entsprechender Veranlagung (Disposition). Wegen der prinzipiell größeren Anfallbereitschaft im Kindesalter sind akute epileptische Reaktionen in dieser Lebensphase häufiger als bei Jugendlichen oder Erwachsenen.

Die häufigsten Gelegenheitsanfälle sind die sog. *Fieber- oder Infektkrämpfe*. Darunter versteht man epileptische Anfälle im Kindesalter im Rahmen fieberhafter extra-cerebraler, d.h. nicht im Gehirn lokalisierter Infektionen. Meist ereignen sich diese Gelegenheitsanfälle beim Fieberanstieg zu Beginn der Erkrankung.

Fieberkrämpfe sind häufig; die Prävalenz (bezogen auf die Gesamtbevölkerung) beträgt etwa 3 %. Das Risiko, nach einem ersten Fieberkrampf in der Kleinkinderzeit weitere Anfälle bei Fieber zu bekommen, liegt bei 30–40 %. Das Erkrankungsalter für Fieberkrämpfe liegt zwischen dem 6. Lebensmonat und dem 6. Lebensjahr; die Hälfte aller Fieberkrämpfe ereignet sich im 2. Lebensjahr. Knaben sind etwas häufiger betroffen als Mädchen. Eine genetische Disposition (ererbte Veranlagung) ist häufig.

Von *komplizierten* Fieberkrämpfen (im Gegensatz zu *einfachen*) spricht man dann, wenn der erste Fieberkrampf vor dem 6. Lebensmonat oder nach dem 4. Lebensjahr auftritt, wenn das Anfallsbild deutlich vom Bild eines großen Anfalls (Grand mal – s. später) abweicht, wenn bei einem Kind insgesamt mehr als vier Fieberkrämpfe auftreten, wenn während desselben Infekts mehr als ein Krampfanfall auftritt und wenn die Temperaturerhöhung unmittelbar vor oder während des Anfalls nicht über 38° liegt.

Beim Fieber- oder Infektkrampf handelt es sich sowohl vom Erscheinungsbild her als auch im Hinblick auf die Hirnstromkurve zweifelsfrei um einen epileptischen Anfall. Das Risiko, daß Fieberkrämpfe später in eine „echte Epilepsie“ übergehen, daß es also spontan (unprovoziert) zu wiederkehrenden epileptischen Anfällen auch *ohne* Fieber kommt, beträgt bei den einfachen Fieberkrämpfen 1,5–4 %, bei den komplizierten immerhin etwa 15 %. Im Jugend- und Erwachsenenalter sind Gelegenheitsanfälle vor allem im Zusammenhang mit Alkoholgenuß bedeutsam. Alkohol ist ein Krampfgift und kann je nach Dosis und Veranlagung epileptische Anfälle auslösen. Bei Alkoholabhängigen liegt die Epilepsie-Prävalenz im Vergleich zur Allgemeinbevölkerung etwa dreimal höher. Anfälle treten dabei insbesondere in zwei Situationen („Gelegenheiten“) auf: bei Alkoholexzeß (Alkohol im Übermaß) und bei Alkoholentzug. Aber auch entsprechend disponierte Menschen, die nicht alkoholabhängig sind, können bei oder nach einem Alkoholexzeß einen „alkoholbedingten Gelegenheitsanfall“ erleiden, insbesondere dann, wenn die Situation durch Schlafmangel „verschärft“ ist. Statistisch gesehen ist der Tag nach der Silvesternacht der „anfallreichste“ Tag im Jahr!

Bei Menschen, die an einer chronischen Epilepsie leiden, kann der Genuß von Alkohol prinzipiell zu einer Verschlechterung der Anfallsituation führen; allerdings sind die verschiedenen Epilepsieformen unterschiedlich „alkoholsensibel“. Eine völlige Abstinenz ist nicht bei jedem Epilepsiekranken erforderlich; doch bedarf es jeweils einer sehr individuellen ärztlichen Beratung bezüglich Alkoholgenuß.

4. Das Erscheinungsbild epileptischer Anfälle

Es gibt Anfälle, die man als Beobachter „von außen" wahrnehmen kann, z. B. Anfälle mit Muskelversteifungen oder -zuckungen (motorische Anfälle) oder auch Anfälle mit vermehrtem Speichelfluß (Hypersalivation) oder Änderung der Gesichtsfarbe (vegetative oder autonome Anfälle). Es gibt aber auch Anfälle, die nur der Betroffene selbst wahrnimmt, z. B. Mißempfindungen (sensible Anfälle, wie Kribbeln oder Taubheitsgefühl), real nicht vorhandene Sinneswahrnehmungen (sensorische Anfälle, wie z. B. Lichtblitze, Einschränkung des Gesichtsfeldes, Gerüche, Höreindrücke) oder emotionale Phänomene (psychische Anfälle, wie z. B. Angst, Glücksgefühl).

Es gibt kaum eine Funktion unseres Gehirns, die nicht auch in Form eines epileptischen Anfalls (gewissermaßen in „epileptischer Variation") in Erscheinung treten kann. Somit ist die Palette epileptischer Anfälle außerordentlich reichhaltig.

Die Versuche, die Vielfalt der cerebralen Anfälle in einem Schema zu ordnen, gehen bis in die griechische und römische Antike zurück. Heute wird weltweit die „Internationale Klassifikation epileptischer Anfälle" angewandt, die zwar immer noch einem steten Wandel unterworfen ist, sich aber seit 1981 doch grundsätzlich durchgesetzt hat.

4.1. „Große" Anfälle – „kleine" Anfälle

Bis zur Anerkennung der internationalen Klassifikation hat man bei der Einteilung epileptischer Anfälle im wesentlichen zwischen „großen" und „kleinen" Anfällen unterschieden. In der medizinischen Umgangssprache, insbesondere im Gespräch zwischen Patienten, Angehörigen und Arzt, wird auch heute noch diese unterscheidende Anfallbeschreibung benützt; wir wollen deshalb an dieser Stelle kurz auf dieses herkömmliche Einteilungsschema eingehen. Dabei ist von vornherein zu berücksichtigen, daß „große" Anfälle durchaus Ausdruck einer insgesamt mild verlaufenden Epilepsie sein können, während ungünstig verlaufende Epilepsien sich mitunter nur in „kleinen" Anfällen äußern.

Zu den *großen Anfällen* gehört insbesondere der *Grand-mal-Anfall.* (Grand mal [frz.]: großes Übel). Beim „Grand mal" stürzt der Patient – in den meisten Fällen ohne Vorwarnung – plötzlich zu Boden (Verletzungsgefahr!), dabei oft mit Lautgebung (Schrei, Stöhnen); die Augen sind offen, dabei oft nach oben oder zur Seite verdreht. Der Kranke ist am ganzen Körper steif, sein Kopf häufig nach hinten überstreckt, die Fäuste sind meist geschlossen.

Diese sog. *tonische Phase* dauert bis zu 30 Sekunden und wird dann durch die *klonische Phase* abgelöst: Über zunächst kaum sichtbare Muskelvibrationen kommt es zu rhythmischen Zuckungen (Kloni) an Armen, Beinen und im Gesicht. Diese Kloni können so stark sein, daß die an umstehende Gegenstände stoßenden Gliedmaßen möglicherweise brechen, daß ein im Bett liegender Patient aus dem Bett geschleudert wird oder daß Personen, die sich in einem anderen Raum oder Stockwerk aufhalten, durch die rhythmischen Schläge herbeigerufen werden. Die übliche Dauer dieser klonischen Phase beträgt 30–90 Sekunden. Wegen dieser typischen Abfolge der Anfallphänomene wird ein solcher großer Anfall *„tonisch-klonischer Grand mal"* genannt.

Dieses bedrohlich aussehende Anfallgeschehen ist in aller Regel von vegetativen Symptomen begleitet: Mit Beginn des tonischen Stadiums kommt es zu einer zentralen Apnoe (d.h. zu einem cerebral ausgelösten Atemstillstand), die für die zunehmende Cyanose (Blauverfärbung) der Lippen und des Gesichts (gelegentlich auch der Finger, Zehen oder Ohrmuscheln) verantwortlich ist und meist durch stoßweise In- und Exspiration (Ein- und Ausatmung) während der klonischen Phase unterbrochen wird. Lichtstarre Pupillen, Schweißausbruch, Pulsbeschleunigung und Blutdruckanstieg sind weitere häufige vegetative Begleiterscheinungen; auch Einnässen, seltener Einkoten, kann beobachtet werden. Durch eine zentral bedingte Hypersalivation fließt der Speichel entweder aus dem Mundwinkel oder wird schaumig hervorgestoßen („der Anfallkranke schäumt"). Kam es während der tonischen Phase durch Verkrampfung der Kiefermuskulatur zu einem Zungenbiß, so kann der schaumige Speichel blutig verfärbt sein.

Nach Abklingen der klonischen Phase ist der Kranke bis zu 2 Minuten komatös, d.h. in seinem Bewußtsein noch erheblich eingeschränkt. Dabei kommt es mit Wiedereinsetzen regelmäßiger und tiefer Atemzüge durch zurückfließenden Speichel zu gurgelnden und schnorchelnden Geräuschen (stertoröse Atmung).

An diese *komatöse Phase* schließt sich meist ein *Nachschlaf* bis zu mehreren Stunden an (Erschöpfungsschlaf), aus dem die Patienten selten erfrischt, eher abgeschlagen mit Kopf- und Gliederschmerzen („Muskelkater") erwachen. In manchen Fällen kommt es statt des Nachschlafs zu einem *Dämmerzustand* mit Verwirrtheit und Unruhe. Besonders Kinder erbrechen nicht selten nach dem Anfall. Für den gesamten Anfall besteht bei dem Patienten eine Erinnerungslücke (Amnesie).

Solche Grand-mal-Anfälle können aus dem Wachen oder aus dem Schlaf heraus auftreten. Evtl. weisen morgendliche Zerschlagenheit, Kopfschmerzen und (blutige) Speichelflecken auf dem Kopfkissen auf das nächtliche Anfallgeschehen hin. Mitunter dauern Grand-mal-Anfälle kürzer als eine Minute: man bezeichnet sie dann als *abortive* Grand-mal-Anfälle. Gelegentlich betreffen die tonisch-klonischen Anfälle auch nur eine Körperseite (*Halbseiten-Anfälle*, *Hemi-Grand-mal-Anfälle*). Das Bewußtsein kann dabei erhalten oder mehr oder weniger eingeengt sein.

Selten dauert ein tonisch-klonischer Grand-mal-Anfall länger als die übliche Zeit von 2–4 Minuten. Dauert ein solcher prolongierter Anfall länger als 10–15 Minuten (stundenlange Dauer ist möglich!), so spricht man von einem „epileptischen Zustand", einem *Status epilepticus*.

Während ein „normaler" Grand-mal-Anfall von weniger als 5 Minuten Dauer weder zu bleibenden Hirnschäden (es werden durch den Anfall keine Gehirnzellen zerstört!) noch per se zum Tode führt (von den sehr seltenen, aber möglichen tödlichen Verletzungen – z. B. durch schweren Sturz – oder Ersticken durch Verlegung der Atemwege abgesehen), stellt ein Grand-mal-Status immer ein lebensbedrohliches Ereignis dar. Zentrale Herz- und Atemlähmung, Hirnschwellung (Hirnödem) oder andere schwere Komplikationen (Aspiration, Lungenentzündung, Nierenversagen) sind die häufigsten Todesursachen. Als Folge eines Grand-mal-Status kann es zu rückbildungsfähigen oder bleibenden neurologischen und/oder psychischen Störungen kommen (iktogene Läsion [iktus = Anfall]) – z. B. zu Lähmungen oder intellektuellen Einbußen.

Manche Patienten sind schon Tage oder Stunden vor einem großen Anfall reizbar oder verstimmt. Es gibt erfahrene Angehörige, die auf Grund dieser Vorzeichen *(Prodromi)* recht zuverlässig das Auftreten eines Anfalls voraussagen können. Bei anderen Epilepsiekranken kündigt sich gelegentlich ein großer Anfall einige Sekunden vorher mit Leibschmerzen, Übelkeit, Schwindel, unbestimmten Gehör- oder Seheindrükken oder durch ein Angstgefühl an. Solche kurzdauernden „Vorboten", die die Patienten in der Regel recht gut beschreiben können, nennt man *Aura.*

Neben diesem „großen Anfall" und seinen Variationen (abortiver Grand mal, Hemi-Grand-mal) hat man früher alle anderen Anfallformen als *„kleine" Anfälle* beschrieben – unabhängig davon, ob sie einseitig umschrieben (fokal) oder beidseits symmetrisch (generalisiert), ob sie mit oder ohne Bewußtseinsstörung auftraten. Die sog. *kleinen Anfälle* sind von ihrem Erscheinungsbild her viel weniger eindrücklich als ein Grand-mal-Anfall. In den nächsten Kapiteln werden wir die bunte Palette der wichtigsten kleinen Anfälle kennenlernen.

Klassifikatorisch wird heute in der internationalen epileptologischen Fachsprache nicht mehr zwischen kleinen und großen, sondern zwischen herdförmigen (fokalen, lokalen, partiellen) und generalisierten Anfällen unterschieden.

Von *herdförmigen oder fokalen Anfällen* spricht man dann, wenn zu Beginn eines Anfalls nur eine Körperseite bzw. nur ein umschriebener Körperteil einseitig vom Anfallgeschehen erfaßt ist. Dies bedeutet natürlich, daß auch im Gehirn nur eine Gehirnhälfte (Hemisphäre) bzw. ein umschriebener Teil einer Gehirnhälfte in das Krampfgeschehen einbezogen ist.

Epileptische Anfälle

fokal (lokal, partiell)
- ohne Bewußtseinseinschränkung (elementar-fokal)
- mit Bewußtseinseinschränkung (partial-komplex)

generalisiert

Einteilung epileptischer Anfälle (nach der Internationalen Klassifikation)

Dagegen bedeutet *generalisierter Anfall*, daß das Anfallgeschehen von Beginn an beide Körperseiten gleichmäßig betrifft bzw. – vom cerebralen Ursprung her gesehen – daß beide Hirn-Hemisphären gleichzeitig vom Krampfgeschehen ergriffen werden. Dabei ist es für die Definition „generalisiert" nicht erforderlich, daß der gesamte Körper vom Anfall befallen ist, wichtig ist in erster Linie die Gleichseitigkeit von Beginn des Anfalls an (seitengleicher oder bilateral-synchroner Anfallbeginn).

Nicht immer läßt sich allein auf Grund des klinischen Erscheinungsbildes die Unterscheidung zwischen „fokal" und „generalisiert" treffen; mitunter weist erst die Hirnstromkurve (EEG) auf den fokalen oder generalisierten Beginn des Anfallgeschehens hin.

4.2. Herdmäßige (fokale, lokale, partielle) Anfälle

Pathophysiologisch sind fokale (lokale, partielle) Anfälle dadurch gekennzeichnet, daß zu Beginn des Anfallgeschehens die klinischen Zeichen oder EEG-Merkmale auf die epileptische Aktivierung eines umschriebenen Neuronensystems innerhalb einer Hemisphäre hinweisen.

Dabei entspricht die klinische Erscheinungsform dem Funktionsbereich der von der epileptischen Entladung betroffenen Hirnregion. Motorische, sensible (somato-sensorische) und spezifisch-sensorische Funktionen haben eine relativ umschriebene cerebrale Repräsentation, die lokalisatorische Zuordnung bezüglich des cerebralen Anfallbeginns ist relativ eindeutig: Das klinische Bild erlaubt also Rückschlüsse auf den Ort des epileptogenen Herdes (Focus). So läßt sich beispielsweise bei einem fokalen motorischen Anfall im Bereich des rechten Daumens ohne Schwierigkeit auf die mittlere Region der vorderen Zentralwindung der linken Hemisphäre als Ursprungsort des epileptischen Geschehens schließen, da die Willkürmotorik im Bereich der kontralateralen – also gegenseitigen – vorderen Zentralwindung der Großhirnrinde nach einem festgelegten Schema repräsentiert ist.

Nach der internationalen Klassifikation epileptischer Anfälle werden unter den fokalen Anfällen solche mit erhaltenem Bewußtsein den Anfällen mit eingeschränktem Bewußtsein gegenübergestellt.

Die erste Gruppe ist die der *einfachen fokalen* oder der *elementar-fokalen* Anfälle, die zweite die der *partial-komplexen* oder der *komplex-fokalen* Anfälle.

Bei den elementar-fokalen Anfällen (also den fokalen Anfällen ohne Bewußtseinseinschränkung) unterscheidet man solche mit motorischen, sensiblen, (spezifisch-)sensorischen, vegetativen (autonomen) und psychischen Symptomen. In nachstehender Tabelle sind die einzelnen Anfall-Qualitäten aufgeführt.

Motorische Anfälle können sich z.B. in Myoklonien, als tonische oder als klonische Anfälle äußern. *Myoklonien* sind kurze einzeln oder in Serien auftretende rasche Zuckungen mit kaum wahrnehmbarem (mildem) oder auch ausgeprägtem Bewegungseffekt (bis zur Schleuderbewegung), die als fokale Anfälle nur einen umschriebenen Körperteil betreffen (z.B. einen Arm, eine Wange, einen Fuß).

Fokale *tonische Anfälle* sind durch eine Versteifung (starre Kontraktion, Tonuserhöhung) der Muskulatur an einer umschriebenen, einseitigen Körperstelle gekennzeichnet; diese Tonuserhöhung kann sehr kurz (wenige Sekunden) oder auch länger (z. B. ½ Minute) andauern.

Elementar-fokale Anfälle

motorisch	sensibel	sensorisch	vegetativ	psychisch
ohne ‚march' mit ‚march' versiv postural phonatorisch	z. B. Taubheitsgefühl Kribbeln ‚Schweregefühl'	visuell (optisch) auditiv (Höreindruck) olfaktorisch (Geruchsempfindung) gustatorisch (Geschmacksempfindung)	Blässe/Rötung Schwitzen Tränenfluß Pupillenerweiterung Herzklopfen Hypersalivation (vermehrte Speichelabsonderung)	dysmnestisch kognitiv affektiv Illusion Halluzination

Einteilung elementar-fokaler Anfälle

Das wesentliche Kennzeichen *klonischer Anfälle* sind regelmäßige Zuckungen (Kloni), die als fokale Anfälle ebenfalls nur einen umschriebenen Bereich des Körpers einseitig betreffen (z. B. einen Daumen, ein Bein).

Bleiben die Anfallsymptomatik und somit auch die cerebralen epileptischen Entladungsvorgänge auf eine Region beschränkt, so bezeichnet man diese Anfälle als fokale motorische Anfälle „ohne march"; breitet sich jedoch cerebral die epileptische Erregung über das weitere Areal, das für die Willkürmotorik einer Körperseite verantwortlich ist, aus, so kommt es klinisch zu einem korrespondierenden „march" (also zu einer Ausbreitung) der motorischen Phänomene auf der Körpergegenseite bis zum Halbseitenkrampf; das Anfallgeschehen kann sogar auf die andere Hirn-Hemisphäre „überspringen", so daß nun beide Gehirn- und Körperhälften vom Anfallgeschehen ergriffen sind. Diese von John Hughlings Jackson (dem „Vater der britischen Neurologie", 1835–1911) erstmals beschriebene Ausbreitung epileptischer Entladungen bezeichnet man als *Jackson-Anfall*. Sie zeigt uns, daß ein zunächst fokales Anfallgeschehen im Anfallverlauf generalisieren kann: Wir haben dann einen primär fokalen, sekundär generalisierten Anfall vor uns.

Wie jeder epileptische Anfall kann auch ein fokaler motorischer Anfall in einen „epileptischen Zustand", in einen „Status epilepticus" übergehen und dann stunden-, tage- oder wochenlang anhalten – selbstverständlich bei erhaltenem Bewußtsein. Nach dem Erstbeschreiber bezeichnet man einen solchen Status, der im Gegensatz zum Grand mal-Status nicht lebensbedrohlich ist, als *Koževnikov-Status* (nach dem russischen Neurologen Aleksey Jakovlevic Koževnikov, 1836–1902) oder als „epilepsia partialis continua".

Phonatorische Anfälle sind solche fokalen Anfälle, die durch unartikulierte Lautbildung oder durch eine Sprechhemmung (speech arrest) gekennzeichnet sind. Bei diesen Anfällen sind die Hirnregionen vom epileptischen Geschehen erfaßt, die für die Sprechmotorik verantwortlich sind.

Von *Versiv-Anfällen* sprechen wir dann, wenn tonische Anfälle asymmetrisch auftreten und daraus eine Wendebewegung des Kopfes oder des Rumpfes resultiert. In der Regel erfolgt die Wendebewegung weg von der betroffenen Hemisphäre (adversive Anfälle), selten zur Seite der epileptischen Entladung (ipsiversive Anfälle). Ist bei diesen Versiv-Anfällen die gesamte Körperhaltung betroffen (z. B. Wende- oder Drehbewegung des ganzen Körpers, Neigung zur Seite oder nach hinten), so spricht man von Haltungs- oder *posturalen* Anfällen (postura = Körperhaltung).

Im Gegensatz zu den Versiv-Anfällen, die hirn-lokalisatorisch recht unzuverlässig sind, lassen fokale *sensible* und *sensorische* Anfälle wieder recht genaue Rückschlüsse auf den cerebralen Ursprungsort zu. Bezüglich der Symptomatik der sensiblen oder sensorischen Anfälle sind wir auf die subjektive Beschreibung der Patienten angewiesen, da wir diese Anfälle als Beobachter „von außen" nicht wahrnehmen können. Die Schilderungen reichen dabei von einem „Prickeln, Kribbeln, Ameisenlaufen, Schwere- oder Taubheitsgefühl" bis zur Angabe von Schmerzen in einem umschriebenen Körperbereich oder von „unbestimmten Seheindrücken". Auch bei sensiblen Anfällen ist ein „march", also eine Ausbreitung des Anfallgeschehens, möglich.

Bei den fokalen *vegetativen Anfällen* werden von den Patienten zusätzlich zu den in der Tabelle aufgeführten Anfallformen häufig „ein vom Bauch aufsteigendes komisches Gefühl, Engegefühl in der Brust, Übelkeit, Rumpeln im Bauch" oder „Harn- oder Stuhldrang" angegeben. Nicht immer ist es einfach, diese subjektiven Empfindungen eindeutig als „epileptisch" zu verifizieren. Vegetative Anfälle mit größerer Objektivität sind z. B. Pupillenerweiterung, Einnässen, Einkoten, Gesichtsrötung oder -blässe, Tränenfluß.

Gleichfalls schwierig kann es sein, den epileptischen Charakter elementar-fokaler *psychischer Anfälle* zu erkennen: Traumhaft empfundene Zustände („dreamy state") als kognitive Störung, Erinnerungsstörung (z. B. „Déjà-vu-Erlebnisse", d. h. das Gefühl des „schon einmal Erlebten oder Gesehenen") als dysmnestisches Symptom, illusionäre Verkennung (Gegenstände werden z. B. als zu groß oder zu klein wahrgenommen), Halluzinationen (real nicht vorhandene Sinneseindrükke) und affektive Empfindungen (wie z. B. Angst, Wut oder depressive Verstimmung) können als Anfallsymptome auftreten. Ihre Zuordnung zu einem epileptischen Geschehen kann meist nur im Kontext mit weiteren Symptomen und dem Krankheitsverlauf erfolgen.

Im allgemeinen liegt die Dauer elementar-fokaler Anfälle zwischen Sekunden und wenigen Minuten. Es kann aber bei jeder der beschriebenen Anfallsformen auch zu langdauernden (prolongierten) Anfällen kommen – bis hin zum fokalen Status epilepticus, wie dies bereits beispielhaft bei den fokalen motorischen Anfällen dargestellt wurde (Koževnikov-Status – s. o.).

Partial-komplexe (*komplex-fokale*) Anfälle sind fokale Anfälle, bei denen das Bewußtsein des Patienten im Anfall eingeschränkt ist. Dabei kann die Bewußtseinsstörung schon zu Beginn des Anfalls vorhanden sein oder aber erst im Verlauf des Anfalls einsetzen. Partial-komplexe Anfälle können abrupt beginnen; häufig setzen sie jedoch „schleichend", unmerklich ein. Bei etwa zwei Dritteln der Patienten geht diesen Anfällen ein bewußt erlebter elementar-fokaler Anfall mit sensorischer, vegetativer oder psychischer Symptomatik voraus. Einen solchen „vorgeschalteten" elementar-fokalen Anfall bezeichnet man als *Aura.* (Der Begriff stammt von dem römischen Arzt Galen [ca. 130–201], der in seinen Schriften einen 13jährigen epilepsiekranken Knaben beschreibt, der vor seinen ausgestalteten Anfällen immer das Gefühl eines Lufthauchs – aura – auf seinem Gesicht verspürte.) Solche Auren können auch Grand-mal-Anfällen vorausgehen (s.o. S. 25) und weisen damit auf einen fokalen Ursprung des Grand-mal-Anfalls hin (primär fokaler, sekundär generalisierter Grand mal – s. S. 29).

Der eigentliche partial-komplexe Anfall kann sehr vielgestaltig sein; als konstantes Kernsymptom kann die Bewußtseinsstörung (Umdämmerung) angesehen werden. Oft zeigt der Kranke im Anfall Automatismen, d.h. unbewußte bzw. unwillkürliche Bewegungsabläufe, die mild und bewegungsarm, aber auch mit ausgestalteter, ja chaotischer Bewegungsunruhe vonstatten gehen können. Es kann dabei zu Leck-, Schluck-, Kau- und Schmatzbewegungen, zu Schnüffeln, Hüsteln, Räuspern, verstärktem Ein- und Ausschnaufen (orale Automatismen) kommen oder zu Nesteln, Zupf- und Reibebewegungen am Körper und an den Kleidern, zu stereotypen Hand- und Armbewegungen, Strampeln, Scharren oder Stampfen. Auch ausgestaltetere Automatismen mit Handlungscharakter und szenischem Ablauf sind möglich: z.B. An- und Ausziehen, Möbelverrücken, Sichverkriechen, Weglaufen, ungezielte Aggressionshandlungen.

Sprachliche Automatismen sind bei partial-komplexen Anfällen ebenfalls häufig anzutreffen. Es handelt sich dabei um Laut- oder Wortstereotypien, Ausstoßen von Schimpfwörtern, unzusammenhängendes wirres Reden oder kaum verständliche Wort- und Satzgebilde. Eine graphische Dokumentation einer den Sprachstörungen zugrundeliegenden Denkstörung ergibt sich dann, wenn der Patient während des Schreibens einen partial-komplexen Anfall erleidet. Häufig kommt es gleichzeitig zu vegetativen Erscheinungen (Pupillenerweiterung oder -verengung, Gesichtsblässe oder -rötung, Schweißausbruch, Hypersalivation, Erbrechen). Partial-komplexe Anfälle können auch aus dem Schlaf heraus auftreten, wobei der Patient bisweilen durch einen bewußt erlebten Anfallbeginn (elementar-fokaler Anfall als Aura) erwacht.

Wie der Beginn dieser Anfälle ist auch ihr Ende häufig unscharf. Nach einer durchschnittlichen Anfalldauer von 1/2–2 Minuten versucht sich der Patient zu reorientieren und wirkt dabei meist verwirrt oder verlegen. Auch diese Anfallform kann als Status epilepticus auftreten. Da die Patienten während eines solchen partial-komplexen Status nicht bewußtseinsklar, andererseits aber auch nicht bewußtlos (sondern umdämmert) sind, können sie in einem solchen Zustand in eine selbst- oder fremdgefährdende Situation geraten.

4.3. Generalisierte Anfälle

Generalisierte Anfälle sind dadurch gekennzeichnet, daß von Beginn des Anfalls an beide Hemisphären des Gehirns vom epileptischen Geschehen ergriffen sind. Wie ausgeprägt dabei die klinische Symptomatik ausfällt und ob das Bewußtsein des Patienten im Anfall erhalten, eingeschränkt oder erloschen ist, hängt davon ab, welche Hirnstrukturen in die epileptische Aktivität einbezogen sind. Kommen also motorische elementar-fokale Anfälle mit myoklonischer, tonischer oder klonischer Symptomatik nicht umschrieben (fokal), sondern von Beginn des Anfallgeschehens an seitengleich-symmetrisch (bilateral-synchron) vor, so handelt es sich definitionsgemäß um *generalisierte Anfälle.* Demnach lassen sich unter den generalisierten Anfällen zunächst folgende Formen unterscheiden:

- *tonische Anfälle* – dabei kann die Tonuserhöhung entweder nur bestimmte Körperbereiche (z.B. beide Arme oder Hals- und Nackenmuskulatur) oder aber den ganzen Körper erfassen;

- *klonische Anfälle*, deren wesentliches Merkmal die regelmäßigen bilateral-synchronen (also symmetrischen, seitengleichen) Zuckungen (Kloni) sind; auch hier können der gesamte Körper oder nur umschriebene Körperpartien (beidseits) betroffen sein;
- *tonisch-klonische Anfälle;*
- *myoklonische Anfälle* – evtl. den ganzen Körper, meist aber nur umschriebene Körperteile betreffend (z.B. Arme, Augenlider, beide Mundwinkel). Die Myoklonien können isoliert auftreten; beim Auftreten in Folge ist die Rhythmizität weniger deutlich als bei den Kloni, die Frequenz rascher.

Des weiteren werden bei den generalisierten Anfällen unterschieden:

- *atonische Anfälle*, charakterisiert durch plötzliche Verminderung des Muskeltonus mit – je nach Ausmaß und Intensität des Anfalls – Absinken des Kopfes (Nick-Bewegung) bis zum abrupten Sturz (Sturz-Anfall); diese Patienten sind durch das plötzliche Abfallen des Kopfes (z.B. auf die Tischplatte) oder durch einen Sturz sehr verletzungsgefährdet;
- *Absencen*; dabei handelt es sich um „Bewußtseinspausen" (Bewußtseinstrübung, keine völlige Bewußtlosigkeit) mit einer durchschnittlichen Dauer von 5–20 Sekunden. Absencen können in jedem Lebensalter auftreten, werden aber besonders im Kleinkindes- und Schulalter beobachtet. Der Patient ist während des Anfalls „abwesend" und nicht oder nur sehr begrenzt ansprechbar. Meist unterbricht oder verlangsamt er seine Tätigkeit und schaut starr oder verträumt auf einen Punkt. In aller Regel kommt es zu keinem Haltungsverlust. Die Anfälle werden gerade zu Beginn der Erkrankung oft nicht erkannt oder (bei Kindern) als Unart oder dumme Angewohnheit fehlgedeutet (s. S. 43f.).

  Es gibt Absencen, die lediglich mit einer Bewußtseinsstörung ohne weitere Symptome einhergehen; man nennt sie *blande Absencen*. Andere zeigen gleichzeitig symmetrische Kloni oder Myoklonien, die sehr mild, aber auch heftig sein können, so daß z.B. in der Hand gehaltene Gegenstände weggeschleudert oder fallen gelassen werden (klonische oder myoklonische Absence). Es gibt auch Absencen mit tonischer oder atonischer Komponente, d.h. der Muskeltonus des ganzen Körpers oder umschriebener symmetrischer Körperpartien ist erhöht (tonische Absence) oder erniedrigt (atonische Absence). Bei tonischen Absencen kann es zu einer Überstreckung des Kopfes („Hans-guck-in-die-Luft-Anfall") oder des Rumpfes nach hinten kommen; bei atonischen Absencen kann man ein Absinken des Kopfes, ein Zusammensacken des Rumpfes oder ein Einknicken in den Beinen beobachten; ausnahmsweise kann es auch zum Sturz kommen.

Gelegentlich können auch Absencen mit Automatismen beobachtet werden, wobei es – ähnlich wie bei partial-komplexen Anfällen – zu oralen Automatismen (Lecken, Schlecken), zu Nestelbewegungen oder zu ziellosem Umhergehen kommen kann. Mitunter gelingt es erst mit dem EEG, die eine von der anderen Epilepsieform (Absence versus partial-komplexer Anfall) zu unterscheiden.

Nicht immer sind einzelne epileptische Anfälle eindeutig einer der beschriebenen Erscheinungsformen zuzuordnen; in diesen Fällen spricht man von „nicht klassifizierbaren epileptischen Anfällen".

5. Epilepsieformen

Es wurde bereits mehrfach darauf hingewiesen, daß ein einzelner epileptischer Anfall noch keine Epilepsie bedeutet. Von einer Epilepsie sprechen wir erst dann, wenn bei einem Menschen immer wieder spontan epileptische Anfälle auftreten. Wenn wir aber von einer ganz bestimmten Epilepsie unter den vielen bekannten Epilepsien sprechen, so meinen wir damit nicht nur das rezidivierende (immer wiederkehrende) Auftreten von epileptischen Anfällen, sondern wir verstehen darunter die Kombination aus mehreren Faktoren, deren gemeinsames Auftreten eine bestimmte Epilepsieform kennzeichnet.

Zu diesen Faktoren gehören natürlich in erster Linie die epileptischen Anfälle selbst; diesen kommt aber – trotz ihres oft eindrücklichen Erscheinungsbildes – „nur" der Charakter eines Krankheitssymptoms zu. Die Anfälle sind somit nicht „die Krankheit selbst", sondern sie weisen durch ihr Auftreten und durch ihre Symptomatik auf eine bestimmte Erkrankung (nämlich auf eine bestimmte Epilepsieform) hin, zu der – außer den epileptischen Anfällen – noch andere Symptome gehören.

Außer durch Anfälle wird eine bestimmte Epilepsieform vor allem durch folgende Kriterien gekennzeichnet: Disposition (genetische oder erworbene Veranlagung), Lebensalter, in der die Krankheitssymptome erstmals auftreten, Auslösefaktoren für einzelne Anfälle (z.B. Schlafmangel, Flackerlicht, Hyperventilation), EEG-Merkmale, neuro-psychische Symptome, Befunde der bildgebenden Untersuchungen (z.B. Kernspin-Tomographie), das Ansprechen oder Nicht-Ansprechen auf anfallhemmende Medikamente, ein charakteristischer Krankheitsverlauf und der vermutliche Ausgang der Krankheit – kurz: es liegt das Mosaikbild einer Krankheit vor, dessen einzelne Steine zwar für die eine oder andere Epilepsieform nicht beweisend, in ihrer Summe jedoch für eine bestimmte Krankheits-Entität kennzeichnend sind. Um Ordnung in die Vielzahl der unterschiedlichen Epilepsieformen zu bringen, ist es sinnvoll, sich wieder an der internationalen Klassifikation zu orientieren. Eine *Internationale Klassifikation der Epilepsien und epileptischen Syndrome* ist seit 1989 in Gebrauch.

Wie für die Klassifikation der Anfälle stellen auch für die Klassifikation der Epilepsien die Begriffe „fokal“ und „generalisiert“ die entscheidenden Einteilungskriterien dar: In diesen beiden Hauptgruppen werden jeweils drei Untergruppen von Epilepsien gebildet, die nun nicht mehr nach klinischen (und elektroencephalographischen) Unterscheidungsmerkmalen gebildet werden, sondern nach der vermuteten Ursache (Ätiologie) der jeweiligen Epilepsie-Erkrankung. Hierzu werden die Begriffe „symptomatisch“, „idiopathisch“ und „kryptogen“ in die Klassifikation eingeführt. Was ist mit diesen Begriffen gemeint?

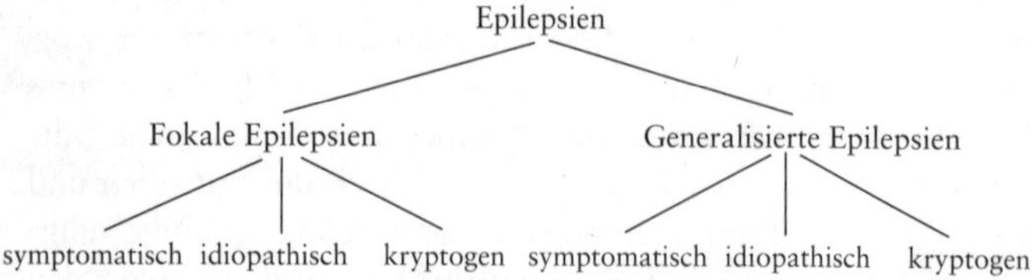

Einteilung der Epilepsie
(in Anlehnung an die internationale Klassifikation von 1989)

5.1. Symptomatisch – idiopathisch – kryptogen

Im epileptologischen Sprachgebrauch bedeutet *„symptomatische Epilepsie“*, daß als Ursache (Ätiologie) der jeweiligen Epilepsie eine faßbare, konkret nachweisbare Störung gefunden wurde, z.B. eine cerebrale Narbe, ein Tumor, eine Mißbildung, eine Durchblutungsstörung oder auch eine metabolische Störung (Stoffwechselstörung).

Bei einer *idiopathischen Epilepsie* (idios [griech.]: für sich allein, aus sich heraus) läßt sich eine solche objektivierbare „organische“ Ätiologie dagegen nicht aufdecken. Dennoch bedeutet „idiopathisch“ nicht, daß bezüglich der Ätiologie der Epilepsie keine Aussage gemacht werden könnte, sondern: Unter einer idiopathischen Epilepsie versteht man eine Epilepsieform, bei der die genetische Disposition (Veranlagung) bezüglich der Epilepsie-Entstehung das Hauptmoment darstellt. Damit korrespondiert die Tatsache, daß der neurologische und der psychische Befund bei diesen Patienten in aller Regel keine schwerwiegenden Auffälligkeiten zeigen; schließlich ist die Prognose, sowohl hinsichtlich der Epilepsie selbst als auch der neuropsychischen Entwicklung des Patienten, meist günstig. Idiopathischen Epilepsien begegnen wir vor allem im Kindes- und Jugendalter.

Unter *kryptogener Epilepsie* versteht man eine Epilepsieform, deren Ursache beim einzelnen Patienten bisher zwar noch nicht aufgedeckt werden konnte, bei der aber nach dem bisherigen Verlauf von einer organischen Störung als Epilepsie-Ursache ausgegangen werden kann; kryptogen bedeutet also „vermutlich symptomatisch“. Symptomatische und kryptogene Epilepsien können in jedem Lebensalter auftreten; sie sind aber im Erwachsenenalter häufiger als im Kindesalter.

5.2. Fokale Epilepsien

Unter einer fokalen Epilepsie ist eine Epilepsie zu verstehen, die mit fokalen Anfällen einhergeht. Etwas mehr als die Hälfte aller Epilepsien gehören zu den fokalen Epilepsien. Sie können in jedem Lebensalter auftreten, sind aber im Kindesalter seltener als im Erwachsenenalter. Die internationale Klassifikation unterscheidet drei Untergruppen.

Fokale Epilepsien

- idiopathisch
  - Rolando-Epilepsie und Variationen
  - primäre Lese-Epilepsie
- symptomatisch
- kryptogen

Einteilung der fokalen Epilepsien

Die wichtigste fokale idiopathische Epilepsie ist die sog. *Rolando-Epilepsie* (nach dem italienischen Physiologen und Anatom Luigi Rolando, 1773–1831).

Sie stellt eine gutartige Epilepsie dar und ist die häufigste fokale Epilepsie im Kindesalter; im Erwachsenenalter wird sie nicht mehr beobachtet. Diese Epilepsieform macht etwa 20 % aller kindlichen Epilepsien aus; sie ist bei Knaben etwas häufiger als bei Mädchen. Meist tritt sie erstmals im Alter von 3–12 Jahren auf und ist gekennzeichnet durch überwiegend aus dem Schlaf heraus auftretende Anfälle: Häufig erwachen die Kinder an Gefühlsstörungen im Bereich des Mundes oder einer Gesichtshälfte (fokaler sensibler Anfall), evtl. kommt es auch zu Zuckungen in einem Mundwinkel oder einer Gesichtshälfte (fokaler klonischer Anfall), meist besteht deutlicher Speichelfluß (vegetatives Anfallsymptom). Die Kinder sind nicht in der Lage zu sprechen (phonatorischer Anfall, speech arrest), machen aber die Eltern nicht selten durch Gesten und unverständliche Lautgebung auf die Störung aufmerksam; das Bewußtsein bei diesen Anfällen ist also in der Regel erhalten (elementar-fokaler Anfall). Allerdings kommt es im Rahmen dieser Rolando-Epilepsie nicht selten auch zu tonisch-klonischen Anfällen, die – auf Grund des fokalen Ursprungs des Anfallgeschehens – als primär fokale, sekundär generalisierte Grand-mal-Anfälle bezeichnet werden müssen.

Die Häufigkeit der Anfälle ist von Kind zu Kind sehr unterschiedlich. Bei manchen Patienten kommt es lediglich zu *einem* Anfall, wobei aber an die Möglichkeit gedacht werden muß, daß Anfälle auf Grund ihrer Schlafbindung und ihres gelegentlich sehr milden Erscheinungsbildes übersehen werden können! Bei etwa zwei Dritteln der Kinder treten die Anfälle etwa im Abstand von Wochen auf. Im EEG finden sich kennzeichnende Auffälligkeiten, nämlich sog. Krampfspitzen mit einer typischen Lokalisation: einseitig im Bereich zwischen Schläfenlappen und Zentralregion des Gehirns.

Die Zuordnung der Rolando-Epilepsie zu den idiopathischen Epilepsien weist darauf hin, daß bezüglich der Ätiologie der genetischen Disposition eine besondere Bedeutung zukommt.

Faßbare Hirnläsionen finden sich nicht. Der neurologische und der psychische Befund zeigen in aller Regel keine schwerwiegenden Auffälligkeiten, allerdings finden sich bei den betroffenen Kindern überdurchschnittlich häufig sog. Teilleistungsschwächen im motorischen und/oder psychischen Bereich.

Die Diagnose ist auf Grund des Erscheinungsbildes der Anfälle, des Krankheitsverlaufs und nicht zuletzt des EEG-Befundes in aller Regel ohne Probleme zu stellen. Falls überhaupt eine Behandlung mit antiepileptischen (anfallhemmenden) Medikamenten erforderlich ist (bei seltenen und nicht zu heftigen Anfällen kann auch auf eine Therapie verzichtet werden!), wird damit in aller Regel Anfallfreiheit erzielt. Hierbei ist aber zu berücksichtigen, daß die Rolando-Epilepsie auch eine große „Selbstheilungstendenz" hat: Spätestens mit der Pubertät hören die Anfälle von selbst auf.

In den letzten Jahren sind mehrere „Varianten" der Rolando-Epilepsie als eigenständige Epilepsieformen erkannt worden. Da diese Varianten aber deutlich seltener sind als die Rolando-Epilepsie, soll hier nicht näher auf sie eingegangen werden.

Auch die *primäre Lese-Epilepsie*, die ebenfalls zu den fokalen idiopathischen Epilepsien gerechnet wird, ist außerordentlich selten. Sie tritt meist in der Pubertät auf und ist dadurch gekennzeichnet, daß die einzelnen Anfälle fast ausschließlich durch Lesen ausgelöst werden.

Die *fokalen symptomatischen Epilepsien* sind dagegen sehr häufig und spielen deshalb in der Epileptologie eine außerordentlich wichtige Rolle. Je nach Lokalisation des epileptogenen Focus kann das Erscheinungsbild der Anfälle bei diesen Epilepsien sehr unterschiedlich sein. Deshalb unterscheidet man bei der Gruppe der fokalen symptomatischen Epilepsien je nach Ausgangspunkt der epileptischen Störung weitere Untergruppen:

- *Schläfen-(Temporal-)Lappen-Epilepsien* sind vor allem durch vegetative und psychische elementar-fokale, partialkomplexe und (sekundär generalisierte) tonische oder tonisch-klonische Anfälle bestimmt. Nicht selten gehen elementar-fokale Anfälle den partial-komplexen oder den sekundär generalisierten Anfällen voraus und werden dann definitionsgemäß als „Aura" bezeichnet. Die elementar-fokalen Anfälle können aber auch isoliert, also unabhängig von anderen Anfällen auftreten. Sie werden von den Patienten z.B. als „fremdartiges Gefühl", „seltsamer Geruch" oder „komischer Geschmack", als „vom Magen hochsteigendes Gefühl", als „unbestimmte Angst" geschildert. Selten können sich solche elementar-fokalen Anfälle in einem Glücksgefühl (Glücksaura) äußern; der russische Dichter F.M. Dostojewskij, der an einer schweren fokalen Epilepsie litt, hat solche glückhaften Anfall-Erlebnisse sowohl in privaten Gesprächen berichtet als auch in seinen Romanen verarbeitet (z.B. in der Figur des Fürsten Myschkin in „Der Idiot"). Die partial-komplexen Anfälle im Rahmen von Schläfenlappen-Epilepsien beginnen häufig mit einer (evtl. asymmetrischen) tonischen Erstarrung, die typischerweise von oralen Automatismen (z.B. Schmatzen) gefolgt ist. Es besteht eine deutliche Bewußtseinseinschränkung. Die Anfalldauer beträgt oft über eine Minute, das Anfallende ist oft unscharf. Häufig kommt es nach dem Anfall zu einer Verwirrtheit und/oder motorischen Unruhe. Ein solcher partial-komplexer Anfall kann in einen (sekundär generalisierten) Grand-mal-Anfall übergehen; dasselbe gilt für einen elementar-fokalen Anfall, wobei dieser Übergang direkt erfolgen kann, oder aber „über den Umweg" eines partial-komplexen Anfalls.

- Auch bei der *Stirnhirn-(Frontal-)Lappen-Epilepsie* können partial-komplexe Anfälle auftreten; sie sind aber in der Regel kürzer (unter 30 Sekunden) als die Anfälle bei der Temporallappen-Epilepsie, zeigen häufig eine ausgeprägte, mitunter „szenisch-ausgebaute" motorische Unruhe (bis zum „Bewegungssturm") und neigen zu serienhaftem Auftreten. Als elementar-fokale Anfälle finden sich besonders versive und posturale Anfälle; selbstverständlich können auch diese fokalen Anfälle in sekundär generalisierte tonische, tonisch-klonische oder atonische Anfälle übergehen.

- Die im Rahmen einer *Scheitel-(Parietal-)Lappen-Epilepsie* auftretenden epileptischen Anfälle äußern sich entsprechend ihrem Ursprungsort (nämlich im Bereich der Sensibilität-Repräsentation) in überwiegend elementar-fokalen sensiblen Symptomen (z. B. „Prickeln") oder in sensorischen Erscheinungen (z. B. visuelle Eindrücke); sie können sich zu partial-komplexen Anfällen weiterentwickeln.
- Da das Sehzentrum im Bereich der hinteren Hirnrinde lokalisiert ist, sind epileptische Anfälle, die im Rahmen einer *Hinterhaupt-(Occipital-)Lappen-Epilepsie* ihren Ausgangspunkt nehmen, vor allem durch visuelle Erscheinungen geprägt (vorübergehende – Sekunden, Minuten oder länger andauernde – Erblindung, Gesichtsfeldausfälle, optische Halluzinationen).

Die *ätiologischen Möglichkeiten* bei fokalen symptomatischen Epilepsien sind so zahlreich wie die Erkrankungen, die das Gehirn organisch schädigen können. Im Erwachsenenalter ist unter den diagnostisch abgeklärten Fällen ein Hirntumor der häufigste ätiologische Faktor (etwa 30 %). In größerem Abstand dazu folgen Schädel-Hirn-Verletzungen (Schädel-Hirn-Traumen); nach dem 50. Lebensjahr treten cerebrale Gefäßerkrankungen ätiologisch stärker in den Vordergrund. Im Kindesalter sind es vor allem pränatale (vorgeburtliche) und perinatale (geburtliche) Schädigungen, die zu einer (fokalen) Epilepsie führen können. Auch entzündliche Erkrankungen des Gehirns und seiner Häute können in jedem Lebensalter, vor allem aber im Kindesalter, nach Überstehen der akuten Erkrankung eine fokale symptomatische Epilepsie zur Folge haben. Im Kindesalter sind Tumoren als Ursache fokaler Epilepsien selten.

Bezüglich der *Therapie* bei fokalen symptomatischen Epilepsien muß in erster Linie geprüft werden, ob eine kausale Therapie möglich und erforderlich ist, oder ob – wie es überwiegend der Fall ist – die Krankheit mit einer symptomatischen Behandlung angegangen werden kann (s. S. 76f.). Die *Prognose* bezüglich der Anfälle im Rahmen einer fokalen symptomatischen Epilepsie ist nicht so günstig wie bei den Anfällen einer fokalen idiopathischen Epilepsie. Die neuropsychische Symptomatik und die psychomotorische Entwicklung der Patienten ist bei den fokalen symptomatischen Epilepsien weniger von den Anfällen und ihrer Therapie als vielmehr von der Ursache, den Auswirkungen und dem Verlauf der primären Störung abhängig, die der Epilepsie zugrunde liegt.

Die fokalen *kryptogenen* Epilepsien sind – definitionsgemäß – vermutlich symptomatisch, ohne daß jedoch die Ursache definitiv nachgewiesen werden kann. Gelingt es im Krankheitsverlauf schließlich doch, die primäre Störung aufzudecken, so wird aus der kryptogenen eine symptomatische Epilepsie. Bezüglich Erscheinungsbild, Ätiologie, Ursache und Prognose sei auf die entsprechenden Ausführungen bei den fokalen symptomatischen Epilepsien hingewiesen.

5.3. Generalisierte Epilepsien

Entsprechend der oben gegebenen Definition spricht man von generalisierten Epilepsien dann, wenn die epileptischen Anfälle klinisch oder elektroencephalographisch einen gleichseitig-symmetrischen (bilateral-synchronen) Beginn zeigen.

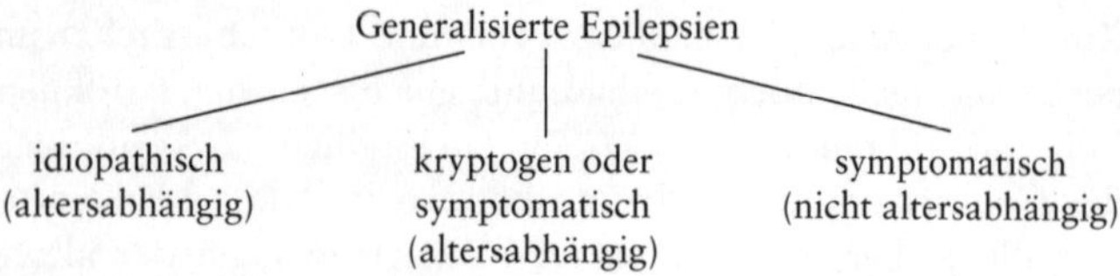

Einteilung der generalisierten Epilepsien

Wie bei den fokalen Epilepsien unterscheidet man auch bei den generalisierten Epilepsien in der weiteren Unterteilung zwischen idiopathischen, symptomatischen und kryptogenen Epilepsien.

Bei vielen generalisierten Epilepsien liegt eine Altersabhängigkeit vor. Es gibt mehrere generalisierte Epilepsieformen, die ausschließlich oder zu einem hohen Prozentsatz in einem bestimmten Lebensalter auftreten bzw. ihren Anfang nehmen. Unter den *generalisierten idiopathischen Epilepsien* (*erste Untergruppe* der generalisierten Epilepsien) sind vor allem folgende unterschiedliche Epilepsieformen bedeutsam (nach Erkrankungsalter geordnet):

- benigne familiäre Neugeborenenkrämpfe
- benigne Neugeborenenkrämpfe
- benigne myoklonische Epilepsie des Kleinkindesalters
- Absencen-Epilepsie des Kindesalters (Pyknolepsie)
- juvenile myoklonische Epilepsie
- Aufwach-Grand-mal-Epilepsie

Epileptische Anfälle und Epilepsien können in jedem Lebensalter auftreten, auch im Neugeborenenalter. Es mehren sich die Hinweise darauf, daß es bereits beim Ungeborenen im Mutterleib zu epileptischen Anfällen kommen kann.

Im *Neugeborenenalter* werden derzeit drei unterschiedliche Epilepsieformen beschrieben, von denen zwei zu den generalisierten idiopathischen Epilepsien gerechnet werden: Die *benignen familiären* und die *benignen nicht-familiären Neugeborenenkrämpfe*. Eine *dritte Form von Neugeborenenkrämpfen* gehört *nicht* zu den generalisierten idiopathischen Epilepsien; sie ist – bezogen auf ihre Ätiologie – symptomatisch, also Ausdruck einer cerebral-organischen Läsion (z.B. Hirnblutung, Sauerstoffmangel, pränatale Infektion), und zeigt sowohl fokale als auch generalisierte Aspekte. Diese aufgrund ihrer oft gravierenden Ursache ungünstigste Form der Neugeborenenkrämpfe ist leider die häufigste.

Die *benigne myoklonische Epilepsie des Kleinkindesalters* beginnt meist im ersten oder zweiten Lebensjahr und zeigt fast ausschließlich generalisierte Myoklonien; Fieberkrämpfe (meist als tonisch-klonische Grand-mal-Anfälle) können hinzutreten. Nicht selten findet sich eine familiäre Epilepsie-Belastung (genetische Disposition). Die psychomotorische Entwicklung der Kinder ist in der Regel unauffällig; die Anfälle sprechen auf die medikamentöse Therapie meist gut an.

Die häufigste generalisierte Epilepsie im Kindesalter ist die

Pyknolepsie, die Epilepsie mit pyknoleptischen Absencen (*Absencen-Epilepsie des Kindesalters*). Meist beginnt diese Epilepsieform mit blanden Absencen, die nicht selten von Angehörigen und Lehrern in ihrer wahren Bedeutung verkannt werden („Konzentrationsstörungen", „Träumereien", „Abschalten"). Nach wenigen Wochen treten die Anfälle jedoch in solcher Häufung auf (pyknos [griech.]: gehäuft, in dichter Folge) oder nehmen die Formen ausgestalteter Absencen an, daß ihr krankhafter Charakter offensichtlich wird. Es kann schließlich zu mehreren hundert Absencen am Tag kommen, besonders in den Morgenstunden. Unter anderem kann es während der Absence zu einer Überstreckung des Kopfes nach hinten kommen, so daß der Eindruck entsteht, der Patient würde nach oben schauen: „Hans-guck-in-die-Luft-Anfälle". Bei etwa einem Drittel der Patienten mit pyknoleptischen Absencen treten „große" Anfälle zu den „kleinen" hinzu; typischerweise handelt es sich dabei um tonisch-klonische Grand-mal-Anfälle, die in den ersten 1–2 Stunden nach dem morgendlichen Erwachen auftreten („Aufwach-Grand-mal-Anfälle"). Die Pyknolepsie wird meist zwischen dem 5. und 10. Lebensjahr manifest; es ist die einzige Epilepsieform, bei der Mädchen häufiger als Knaben befallen sind. Nach der Pubertät haben die Absencen auch ohne Therapie die Tendenz, seltener zu werden. Spontane Ausheilung kommt vor. Bei Verdacht auf Pyknolepsie kann die Diagnose in der Regel rasch gesichert werden: Das EEG zeigt sehr typische „Muster" (sog. Spike-Wave-Pattern).

Die Prognose der Epilepsie ist gut; durch entsprechende Medikamente ist Anfallfreiheit mit späterer völliger Ausheilung der Epilepsie in über 90 % zu erzielen. Auch die psychische Entwicklung der Kinder ist in der Regel günstig. Untersuchungen haben jedoch gezeigt, daß psychische Labilität, Konzentrationsprobleme, Irritierbarkeit und Teilleistungsstörungen (die zu Schulproblemen führen können) bei Kindern mit pyknoleptischen Absencen häufiger zu beobachten sind als bei ihren Altersgenossen. Treten gehäufte Absencen erst nach dem 12./13. Lebensjahr auf, so spricht man von einer *juvenilen Absence-Epilepsie*.

Auch die *juvenile myoklonische Epilepsie* (früher: *Impulsiv-Petit-mal-Epilepsie*) zeigt wie die bisher besprochenen generalisierten idiopathischen Epilepsien eine typische Altersabhängigkeit: Sie tritt meist zum Zeitpunkt der Pubertät erstmals in Erscheinung. Das Erscheinungsbild der Anfälle bei dieser Epilepsieform ist recht typisch: Es handelt sich um beidseitssymmetrisch auftretende Myoklonien bei meist erhaltenem Bewußtsein; diese betreffen einzeln oder in kurzen Serien („salvenartig“) in erster Linie Arme und Schultergürtel. Die Arme bewegen sich dabei blitzartig nach oben oder vorne („Stöße“, „impulsive Bewegungen“, „Impulsionen“), so daß in der Hand befindliche Gegenstände zu Boden fallen oder weggeschleudert werden können. Sind die Beine in den Anfall einbezogen, so knicken die Patienten ruckartig in den Knien ein oder stürzen abrupt zu Boden, bisweilen unter Ausstoßen eines kurzen Lautes.

Die isolierten oder salvenartig auftretenden Myoklonien, die sich in kurzen Abständen wiederholen können, werden von den Patienten wie ein schreckhaftes Zusammenfahren oder wie elektrische Schläge erlebt. Bisweilen ist der Bewegungseffekt der Myoklonien so gering, daß die Anfälle von den Patienten als „innerliche Zuckung“ beschrieben werden und nur für den erfahrenen Beobachter sichtbar bzw. fühlbar sind. Bei schauerartiger Häufung der Myoklonien kann es zu einer Bewußtseinstrübung kommen. In der Regel treten myoklonisch-impulsive Anfälle täglich und bevorzugt nach dem Erwachen, beim Aufstehen, Anziehen, bei der Morgentoilette oder beim Frühstück (Verschütten der Kaffeetasse!) auf und sistieren im Laufe des Vormittags. Anfallprovozierend wirken Schlafdefizit, vorzeitiges Gewecktwerden und abruptes morgendliches Aufstehen. Nicht selten werden solche myoklonisch-impulsiven Anfälle vom Patienten selbst, von den Angehörigen und gelegentlich auch vom Arzt als harmlose morgendliche „Nervosität“ oder „Schreckhaftigkeit“ fehlgedeutet.

Mitunter wird diese Epilepsieform durch „große“ Anfälle eingeleitet („Beginn mit Paukenschlag“) oder kombiniert sich nach Monaten oder Jahren mit ihnen. Wie bei der Pyknolepsie zeigen die Grand-mal-Anfälle dabei eine enge zeitliche Bindung an die Aufwachsituation (Aufwach-Grand-mal).

Bezüglich der Ätiologie ist auch bei dieser Epilepsieform (wie bei der Absencen-Epilepsie des Kindesalters) eine genetische Disposition von entscheidender Bedeutung. Organische Hirnschädigungen sind ebenso wie neurologische Auffälligkeiten nur ausnahmsweise vorhanden.

Die Prognose kann insgesamt als günstig bezeichnet werden. In den meisten Fällen kann mit entsprechenden Medikamenten Anfallfreiheit erzielt werden. Allerdings ist die Rückfall-Quote (Rezidiv-Rate) nach Absetzen der Therapie sehr hoch (ca. 80 %), so daß oft länger behandelt werden muß als bei anderen Epilepsieformen (z. B. mehr als 10 Jahre). Hinzu kommt, daß das Auftreten der Anfälle bei dieser Epilepsieform oft von äußeren Faktoren abhängig ist: Eine „unvernünftige Lebensführung" – insbesondere Schlafmangel und Alkoholgenuß – wirkt ausgesprochen anfallfördernd. Zu beachten ist außerdem, daß bei vielen dieser Patienten eine sog. *Fotosensibilität* besteht, d. h., es kann zur Anfallauslösung durch „Flackerlicht" kommen (z. B. „Disco-Anfall" – s. später). Eine bei diesen Patienten nicht selten zu beobachtende „charakterologische Auffälligkeit" kann sich dabei zusätzlich ungünstig auswirken: Bei ungestörter Intelligenz sind die Patienten häufig durch Unstetigkeit, Oberflächlichkeit und Mangel an Krankheitseinsicht gekennzeichnet; dies führt nicht selten zu Problemen bezüglich der Therapiezuverlässigkeit („compliance"): Die Patienten neigen zu unregelmäßiger Tabletteneinnahme oder lassen die Medikamente nach einiger Zeit ganz weg. Infolge ihrer raschen Auffassungsgabe, Wendigkeit und Anpassungsfähigkeit zeigen die Patienten oft gute Leistungen in der Schule, während sie beruflich nicht selten die in sie gesetzten Erwartungen enttäuschen.

Es gibt Epilepsien, die sich nahezu ausschließlich in Aufwach-Grand-mal-Anfällen äußern (über 90% der Anfälle in der Aufwachsituation, meist keine zusätzlichen „kleinen" Anfälle). Diese Epilepsieform nennt man demzufolge *Aufwach-Grand-mal-Epilepsie.* Entscheidend für das Auftreten der Anfälle ist dabei aber nicht die morgendliche, sondern die Aufwach-Situation; die Anfälle können also auch nach dem Mittagsschlaf auftreten.

Der Beginn dieser Epilepsieform zeigt ebenfalls eine Beziehung zur Pubertät: Die ersten Anfälle treten meist zwischen dem 14. und 18. Lebensjahr auf. Etwa ein Drittel aller Grand-mal-Epilepsien gehört dieser Epilepsieform an. Das männliche Geschlecht ist etwa im Verhältnis 55:45 stärker betroffen als das weibliche. Wie der Name bereits andeutet, besteht das Erscheinungsbild der Anfälle in tonisch-klonischen Grand-mal-Anfällen. Die Anfallfrequenz bei dieser Grand-mal-Epilepsie ist in der Regel nicht hoch, meist treten pro Jahr nur vereinzelte Anfälle auf, nicht selten können jedoch Anfälle durch Schlafmangel, Alkoholgenuß und Flackerlicht ausgelöst werden. Deshalb kommt es häufig bei Klassenausflügen, Jugend-Freizeiten, langen Bus- oder Zugfahrten erstmals zu Anfällen oder auch – nach längerer Anfallfreiheit – zu Anfallrezidiven!

Auch bei dieser Epilepsieform spielt die genetische Disposition eine entscheidende Rolle. Neurologische oder psychische Störungen bestehen in aller Regel nicht. (Allerdings trifft bezüglich einer „charakterologischen Typisierung" dasselbe zu wie bei Patienten mit einer juvenilen Myoklonus-Epilepsie – s. o.) Die Prognose bezüglich der Anfälle ist günstig – über 70 % der Patienten werden unter der medikamentösen Therapie anfallfrei; allerdings sind nach Absetzen der Therapie Rezidive nicht selten, insbesondere dann, wenn sich der Patient Belastungssituationen aussetzt (s. o.). Es kann deshalb sinnvoll sein, die Therapie trotz jahrelanger Anfallfreiheit fortzusetzen.

Die *zweite Untergruppe* der generalisierten Epilepsien stellt die der ebenfalls altersabhängigen *kryptogenen oder symptomatischen* Epilepsien dar – also der Epilepsien, bei denen eine Altersbindung erkennbar ist, für die aber – im Gegensatz zu den idiopathischen Epilepsien – eine organische Ursache gesichert (symptomatische Epilepsie) oder sehr wahrscheinlich ist (kryptogene Epilepsie). Drei Epilepsieformen aus dieser Untergruppe sollen im folgenden kurz dargestellt werden:

Etwa 8 % aller kindlichen Epilepsien gehören der *BNS-Epilepsie* an (Epilepsie mit Blitz-Nick-Salaam-Anfällen, auch *West-Syndrom* genannt). Diese Epilepsieform betrifft in aller Regel Säuglinge und beginnt meist zwischen dem 3. und 8. Lebensmonat. Es kommt zu drei typischen Anfallsbildern: Der *Blitz-Anfall* wird durch eine isolierte generalisierte myoklonische Zuckung hervorgerufen, die meist zu einer Kopf- und Rumpfbeugung führt. Die Arme können gleichzeitig nach oben und nach innen geworfen werden, die Beine werden oft im Knie- und Hüftgelenk gebeugt. Der Anfall läuft blitzartig ab und ist schon vorbei, bevor die Eltern richtig wahrnehmen können, was mit ihrem Kind geschehen ist. Verständlicherweise werden die ersten Anfälle von den Angehörigen meist als „harmloses Erschrecken" fehlgedeutet. Rasch wird eine Neigung zur Serienbildung der Anfälle erkennbar: Nach einer Zuckung tritt meist eine Pause von 3–10 Sekunden ein, bevor der nächste Anfall auftritt. Die Serien setzen sich durchschnittlich aus 5–20 Einzelanfällen zusammen. Zwischen den Einzelanfällen und vor allem nach der Serie weinen die Kinder oft kläglich. Es kann mehrfach pro Tag zu den beschriebenen Serien kommen. Ist die isolierte Myoklonie auf die Nacken-Hals-Muskulatur beschränkt, so resultiert ein *Nick-Anfall*. Läuft die Symptomatik eines Blitz-Anfalls zeitlich gedehnt ab („in Zeitlupe"), so bezeichnet man einen solchen Anfall als *Salaam-Anfall*, weil das Bewegungsmuster mit langsamer Kopf- und Rumpfbeugung bei gleichzeitigem Überkreuzen der Arme vor der Brust an die morgenländische Art des Grüßens erinnert.

Alle drei Anfallformen – Blitz-, Nick- und Salaam-Anfall – können gemeinsam auftreten und sich mit anderen Anfällen (z.B. Grand-mal-Anfällen) kombinieren. In aller Regel ist diese Epilepsieform Ausdruck einer tiefgreifenden cerebralorganischen Störung (Hirnfehlbildungen, Zustand nach pränatalen oder perinatalen Hirnschädigungen oder Sauerstoffmangel, Stoffwechselstörungen, postpartale Schädel-Hirn-Verletzungen).

Leider ist bei den meisten Kindern mit BNS-Epilepsie die Prognose ungünstig: Es besteht eine Sterblichkeit von etwa

20 %. Über 90 % der überlebenden Patienten zeigen deutliche Defizite in der psychomotorischen Entwicklung, wobei auch schwerste Intelligenzdefekte möglich sind. Die Therapie ist meist sehr unbefriedigend; oft gelingt es nicht, mit Medikamenten dauerhaft Anfallfreiheit zu erzielen. Die besten Erfolge werden mit der nebenwirkungsreichen ACTH- oder Cortison-Therapie erzielt (Hormonbehandlung).

Ab dem 3. Lebensjahr kommen BNS-Anfälle nicht mehr oder zumindest nicht mehr in der typischen Ausprägung vor.

Das *Lennox-Gastaut-Syndrom (LGS)* zeigt ein der BNS-Epilepsie verwandtes Erscheinungsbild; die Tatsache, daß eine BNS-Epilepsie nicht allzu selten in ein LGS übergeht, weist auf die Nähe der beiden Epilepsieformen zueinander hin. So ist es verständlich, daß die ätiologischen Gesichtspunkte, die wir bei der BNS-Epilepsie kennengelernt haben, auch für das LGS gelten.

Das LGS zeigt sich meist zwischen dem 2. und 6. Lebensjahr; späteres Auftreten, bis in die Zeit nach der Pubertät, ist jedoch möglich. Bis zu 10 % aller kindlichen Epilepsien sind dem LGS zuzuordnen. Jungen sind häufiger betroffen als Mädchen. Für das LGS ist insbesondere die Vielfalt der Anfälle charakteristisch. Aus dem Stehen, Gehen oder Sitzen heraus führen diese Anfälle häufig zu Positionsverlusten – z.B. des Kopfes, der im Sitzen auf die Tischplatte schlagen kann, oder des ganzen Körpers, wobei es aus dem Gehen oder Stehen zu abrupten Stürzen kommen kann. Gesicht und Kopf dieser Kinder sind häufig von frischen oder älteren Verletzungen gezeichnet. Oft ist es erforderlich, daß die Patienten einen Sturzhelm („Fallhaube“) zum Schutz vor Kopfverletzungen tragen. Außerdem kann es zu Absencen, zu tonischen Anfällen (besonders aus dem Schlaf), zu Grand-mal- und fokalen Anfällen kommen.

Im Hinblick auf die Prognose gilt ähnliches wie bei der BNS-Epilepsie, sie ist insgesamt aber etwas günstiger: Bei etwa zwei Dritteln der Kinder gelingt es nicht, Anfallfreiheit zu erzielen. Die psychomotorische Entwicklung der Kinder ist meist schon zu Beginn der Erkrankung retardiert. Im weiteren Krankheitsverlauf kommt es in der Regel zu einer weiteren Verschlechterung der psychischen Leistungen, nach mehrjährigem Krankheitsverlauf zeigen allenfalls noch 25 % der Patienten eine im psychischen Bereich ungestörte Entwicklung.

Zu der Gruppe der generalisierten kryptogenen oder symptomatischen Epilepsien gehört auch die *myoklonisch-astatische Epilepsie*. Sie manifestiert sich zwischen dem 2. Lebenshalbjahr und dem 8. Lebensjahr; es besteht wiederum eine deutliche Knabenwendigkeit.

Ähnlich wie beim LGS kommt es zu unterschiedlichen „kleinen“ Anfällen im Sinne von Myoklonien (z.B. im Gesicht oder im Bereich der Beine – Sturzgefahr!), atonischen Anfällen und Absencen, aber auch zu Grand-mal-Anfällen (evtl. schon zu Beginn der Erkrankung), mit oder ohne Fieber.

Bezüglich der Ätiologie hat bei dieser Epilepsieform die genetische Disposition eine viel größere Bedeutung als bei der BNS-Epilepsie und dem LGS; hirnorganische Störungen spielen eine untergeordnete Rolle, sie können aber als auslösendes Moment (bei entsprechender Veranlagung) fungieren. Die Therapie dieser Epilepsieform gestaltet sich in der Regel dankbarer als beim West- oder Lennox-Gastaut-Syndrom; in 50–60 % können die Anfälle medikamentös beherrscht werden. Auch die Prognose bezüglich der psychomotorischen Entwicklung ist günstiger: Etwa 50 % der erkrankten Kinder nehmen eine altersgerechte Entwicklung.

Die *dritte Untergruppe* der generalisierten Epilepsien, die generalisierten symptomatischen Formen *ohne* Altersbindung, sind in der Regel Folge meist schwerwiegender diffuser, d.h. mehr oder weniger das gesamte Gehirn betreffender Primärerkrankungen. Diese Epilepsien sind in ihrem Erscheinungsbild und Verlauf in erster Linie von der verursachenden Störung abhängig und nicht so typisch ausgestaltet wie die bisher besprochenen altersbezogenen generalisierten Epilepsien. Ätiologisch kommen bei diesen eher seltenen Epilepsieformen z.B. cerebrale Mißbildungen und prozeßhaft verlaufende Stoffwechselstörungen in Frage.

6. Die Frage nach der Ursache

Epileptische Anfälle – und somit auch Epilepsien – sind Folge einer cerebralen Funktionsstörung; so kommt ihnen auch der Charakter eines Krankheitszeichens, eines Symptoms, für eine cerebrale Primärstörung zu.

6.1. Disposition und Realisation

Zum Entstehen der meisten Krankheiten gehören zwei Voraussetzungen: eine (innere, endogene) Veranlagung (Disposition) und eine (äußere, erworbene, exogene) Auslösung („Realisationsfaktor"). Allgemein gibt es Krankheiten, bei denen die Veranlagung eine besonders große Rolle spielt (z.B. Diabetes oder Gicht), und solche, bei denen vor allem die äußeren Bedingungen auslösend sind (z.B. Lungenkrebs). Die Gewichtung der beiden Faktoren ist bei den einzelnen Krankheiten also sehr unterschiedlich.

Das Ausmaß der Disposition zu einer bestimmten Krankheit ist an das Erbmaterial (Gene) gebunden und wird weiter vererbt, man spricht deshalb auch von einer genetischen oder familiären Disposition. Von einer *Erbkrankheit* spricht man nur dann, wenn die *Krankheit selbst* (nicht nur die Veranlagung zu ihr) nach ganz bestimmten Gesetzmäßigkeiten vererbt wird. Die Epilepsie ist *keine* Erbkrankheit, wird also nicht von einer auf die andere Generation vererbt (von ganz seltenen, in der Praxis zu vernachlässigenden Ausnahmen abgesehen). Allerdings kann die Disposition zu epileptischen Anfällen und Epilepsien in verschiedenen Familien sehr unterschiedlich ausgeprägt sein. So läßt sich erklären, warum gesundheitliche Störungen, die erfahrungsgemäß häufig eine Epilepsie zur Folge haben (z.B. schwere Schädel-Hirn-Verletzung oder schwer verlaufende virusbedingte Hirnentzündung), je nach individueller genetischer Disposition bei dem einen Menschen tatsächlich eine Epilepsie hervorrufen, beim anderen aber nicht.

6.2. Symptomatische (und kryptogene) Epilepsien

Symptomatische Epilepsien sind solche, denen eine erkennbare, objektivierbare cerebrale Erkrankung zugrunde liegt. Kryptogene Epilepsien sind solche, bei denen eine derartige Ursache vermutet wird, aber (noch) nicht aufgedeckt werden konnte.

Bei den symptomatischen Epilepsien lassen sich Prozeß- und Residual-Epilepsien unterscheiden: Ist bei einer symptomatischen Epilepsie die zugrundeliegende Ursache prozeßhafter Natur (z. B. Hirntumor, Stoffwechselstörung, degenerative Erkrankung), so spricht man von einer prozeßhaften oder progredienten (symptomatischen) Epilepsie – oder von einer *Prozeß-Epilepsie*.

Im Gegensatz zu den Prozeß-Epilepsien sind *Residual-Epilepsien* solche symptomatischen Epilepsien, die Folge einer abgeschlossenen (stationären) cerebralen Störung sind. (Residuum [lat.]: Rest, Defekt, „Überbleibsel".) Residual-Epilepsien sind – ätiologisch gesehen – die häufigsten Epilepsien. Zu ihnen gehören über 50 % aller Epilepsien.

Nach dem Zeitpunkt des Schädigungseintritts unterscheidet man bei den Residual-Epilepsien

- pränatale Formen: z. B. durch cerebrale Fehlanlagen, Infektionen im Mutterleib (beispielsweise Röteln), schwere Blutung der Mutter in der Schwangerschaft;
- perinatale (während der Geburt oder in der Neugeborenenzeit entstandene) Formen: z. B. durch Gehirnblutung, Gehirnquetschung, Sauerstoffmangel, schwere „Neugeborenen-Gelbsucht", Gehirninfektionen;
- postnatale (nach der Neugeborenenzeit, also nach der 4. Lebenswoche entstandene) Formen: z. B. durch Hirnentzündungen, Hirnhautentzündungen, Schädel-Hirn-Verletzungen, schwere cerebrale Durchblutungsstörungen.

Prozeß- und Residual-Epilepsien können sich als fokale Epilepsien (z. B. Temporallappen-Epilepsie) oder als generalisierte Epilepsie (z. B. Epilepsie mit tonisch-klonischen Grand mal-Anfällen oder West-Syndrom) äußern.

Da symptomatische (oder kryptogene) Epilepsien also auf dem Boden cerebral-organischer Störungen entstehen, wird das Krankheitsbild dieser Patienten neben den Anfällen häufig von zusätzlichen neurologischen und/oder psychischen Symptomen mitbestimmt. Der Schweregrad solcher Auffälligkeiten ist in erster Linie vom Ausmaß und der Lokalisation der zugrundeliegenden Hirnstörung abhängig.

6.3. Idiopathische Epilepsien

Bei den idiopathischen Epilepsien spielt die genetische Disposition die ausschlaggebende Rolle; es sind „vorwiegend genetisch bedingte“ Epilepsien. Der die Epilepsie auslösende (exogene) Faktor kann dagegen so gering sein, daß er überhaupt nicht erkennbar wird. Bei Patienten mit genetischen Epilepsien lassen sich in der Regel weder neurologische Auffälligkeiten noch strukturelle (organische) Hirnveränderungen feststellen. Auch schwerwiegende Auffälligkeiten im psychischen Bereich finden sich nicht; geringfügige psychische Veränderungen können aber häufiger als in der Durchschnittsbevölkerung gefunden werden (z. B. Teilleistungsschwächen, Verhaltensprobleme).

Im Rahmen der modernen Ursachenforschung finden sich zunehmend Hinweise darauf, daß bei manchen der idiopathischen Epilepsien Chromosomenstörungen eine ursächliche oder zumindest mitbestimmende Rolle spielen (z. B. das Chromosom 15 bei der Rolando- oder das Chromosom 8 bei der Absencen-Epilepsie). Auch bei den idiopathischen Epilepsien gibt es sowohl fokale Formen (z. B. Rolando-Epilepsie) als auch generalisierte Epilepsie-Einheiten (z. B. Pyknolepsie).

Idiopathische Epilepsien können, als „vorwiegend genetisch bedingte Epilepsien“, familiär gehäuft auftreten. Die Wahrscheinlichkeit, daß in einer Familie, in der ein Elternteil an einer idiopathischen Epilepsie leidet, auch bei einem der Nachkommen eine solche Epilepsie auftritt, liegt bei etwa 5–7 %, bei einer durchschnittlichen Häufigkeit in der Allgemeinbevölkerung von 0,5–1%. Nicht immer läßt sich die Ursache einer Epilepsie exakt aufklären, heutzutage müsen immer noch 20–30 % aller Epilepsien der Gruppe „ätiologisch ungeklärte Epilepsien“ zugeordnet werden.

7. Sonderformen

Als Sonderform epileptischer Anfälle haben wir bereits Gelegenheitsanfälle kennengelernt. In ihrer häufigsten Ausprägung, nämlich als Fieberkrämpfe, spielen sie im Kindesalter eine sehr bedeutsame Rolle. Eine Epilepsie-Sonderform stellt die Oligo-Epilepsie dar; auch auf sie wurde bereits kurz eingegangen (s. S. 19).

7.1. Reflex-Anfälle

Es ist jahrhundertealte epileptologische Erfahrung, daß bestimmte *unspezifische* Faktoren – wie z.B. Schlafmangel, plötzliches Weglassen von anfallhemmenden Medikamenten, Hyperventilation – bei Personen mit entsprechender Anfallbereitschaft epileptische Anfälle auslösen können. Werden bei einem Menschen epileptische Anfälle unmittelbar und wiederholt durch *spezifische* sensorische oder sensible Reize ausgelöst, so sprechen wir von sensorisch ausgelösten epileptischen Anfällen oder von *Reflex-Anfällen*. Der ebenfalls benützte Begriff *Reflex-Epilepsie* ist erst dann gerechtfertigt, wenn Reflex-Anfälle sehr häufig auftreten (z.B. mehrmals wöchentlich) oder wenn zu den ausgelösten Anfällen auch solche ohne erkennbare Auslösung hinzutreten. Reflex-Anfälle können als generalisierte oder fokale, als „große" oder als „kleine" Anfälle in Erscheinung treten.

Wegen ihrer Häufigkeit haben die fotogenen Reflex-Anfälle (*fotogene Epilepsie*) die größte Bedeutung. Bereits in antiken Schriften wird beschrieben, wie bestimmte Lichtreize (z.B. eine glitzernde Wasserfläche oder die Spiegelungen einer sich drehenden Töpferscheibe) epileptische Anfälle auslösen können.

Heute läßt sich die Bereitschaft, auf bestimmte Lichtreize mit Anfällen oder zumindest mit Anfallbereitschaft zu reagieren, im EEG-Labor nachweisen: Setzt man (gesunde) Kinder während der Ableitung der Hirnstromkurve einem Flackerlicht mit unterschiedlichen, aber definierten Frequenzen aus (Fotostimulation), so werden im EEG bei 7–8 % der Probanden sog. Krampfströme provoziert. Man bezeichnet solche Kinder als *fotosensibel*. Dadurch wird dokumentiert, daß bei diesen Kindern eine Neigung besteht, in bestimmten „Flackerlicht-Situationen" mit epileptischen Anfällen zu reagieren. Die Erfahrung zeigt aber, daß von diesen fotosensiblen Kindern nur jedes 40. tatsächlich einmal einen epileptischen Anfall erleidet. Die Fotosensibilität ist in der Prä-Pubertät und Pubertät besonders ausgeprägt, mit zunehmendem Lebensalter nimmt sie deutlich ab. Bei 25 % aller kindlichen Epilepsien läßt sich eine Fotosensibilität nachweisen; aber nur bei 1–2 % aller anfallkranken Kinder kommt es unter Lichtreizen auch wirklich zu epileptischen Anfällen.

Ist die Fotosensibilität deutlich genug ausgeprägt, so können auch „Lichtreize des Alltags" epileptische Anfälle provozieren: z.B. beim Fernsehen (insbesondere bei Schwarz/Weiß-Geräten; *Fernseh-Epilepsie*), beim Computerspiel am Fernsehmonitor (jedoch praktisch nie beim Spiel mit dem sog. Game-boy, da bei diesem die Kontrastwirkung des Displays zu gering ist), beim Blick auf eine glitzernde Wasserfläche oder eine sonnenbeschienene Schneefläche, bei der Fahrt durch eine sonnenbeschienene baumbestandene Allee, beim Aufenthalt in einem Raum mit flackernden Leuchtstoffröhren, beim Besuch einer Disco mit „Lichtorgel" (*Disco-Anfall*). Nicht selten erleiden Jugendliche ihren ersten (und möglicherweise einzigen) epileptischen Anfall vor dem Fernsehmonitor oder beim Disco-Besuch. In Ausnahmefällen genügt schon der Blick auf auffallende optische Muster (Tapeten, Teppich), um einen Anfall auszulösen (*Muster-Epilepsie*). Ist bei einem Kind oder Jugendlichen eine Fotosensibilität oder gar eine „Foto-Epilepsie" bekannt, so muß dies im Alltag durch bestimmte Regeln und Verhaltensweisen berücksichtigt werden.

Andere als visuelle (optische, fotogene) Reflex-Anfälle sind sehr selten. Es gibt aber Personen, die auf Grund akustischer Reize *(audiogene Reflex-Anfälle)*, durch Berührung (evtl. nur an umschriebener Körperstelle, *taktile Reflex-Anfälle*), durch

Schreck (wobei das Überraschungsmoment besonders wichtig ist, *Schreck-Anfälle*) oder durch thermische Reize (z. B. *Warm-Wasser-Anfälle*) einzelne epileptische Anfälle erleiden. Extreme Ausnahmen stellen Reflex-Anfälle dar, die durch Lesen (*Lese-Epilepsie*), Hören bestimmter Musikstücke (*musicogene Epilepsie*) oder durch intensive mentale Beschäftigung mit bestimmten gedanklichen Inhalten (*Denk-Epilepsie*) ausgelöst werden.

7.2. Latente Epilepsien

Wir haben schon einleitend erfahren, daß sich bei knapp 10 % aller Menschen im EEG sog. Krampfströme finden. Aber kaum die Hälfte dieser Personen erleidet jemals einen epileptischen Anfall. Bei Menschen, die zwar „Krampfströme" im EEG aufweisen, aber nie einen epileptischen Anfall erleiden, spricht man von *latenter (bioelektrischer) Epilepsie*. Dies bedeutet, daß zwar eine Anfallneigung erkennbar, aber doch so gering ausgeprägt ist, daß sie „klinisch stumm" bleibt. Selbstverständlich ist hier eine Therapie nicht erforderlich.

8. Psychische Veränderungen bei Epilepsie

Etwa die Hälfte aller Epilepsiekranken unterscheidet sich in psychischer Hinsicht nicht von der Durchschnittsbevölkerung. Für sie gilt der Satz: „Der epileptische Mensch ist ein gewöhnlicher Mensch, dem ab und zu etwas Ungewöhnliches (nämlich ein epileptischer Anfall) passiert". Viele Anfallkranke können die Regel- oder eine weiterführende Schule besuchen, sind später beruflich voll eingegliedert und führen ein normales Familienleben. Manche studieren und üben differenzierte Berufe in verantwortungsvollen Positionen aus. Dies trifft besonders dann zu, wenn keine organischen Hirnveränderungen zugrunde liegen und wenn es gelingt, die Anfälle frühzeitig unter Kontrolle zu bringen.

Die Geschichte zeigt, daß manche Anfallkranke selbst ohne wirksame antiepileptische Therapie ihre Mitbürger an Intelligenz oder Genialität weit überragten. Bedeutende Staatsmänner wie Alexander der Große, Caesar, Kardinal Richelieu, Zar Peter der Große und Napoleon litten an epileptischen Anfällen, ebenso die Dichter Flaubert und Dostojewskij, der Philosoph Sokrates, der Naturforscher Helmholtz, Papst Pius IX., der Maler van Gogh.

Dennoch: Es besteht kein Zweifel, daß sich unter epilepsiekranken Menschen häufiger Personen finden, die im Vergleich mit ihren gesunden Altersgenossen psychisch auffällig sind – woher kommt das?

8.1. Psychische Störung als Symptom der Primärerkrankung

Es wurde schon mehrfach darauf hingewiesen, daß Epilepsien in vielen Fällen keine Krankheiten per se darstellen, sondern Folge cerebral-organischer Schädigungen sind (symptomatische Epilepsien). Wenn es sich bei diesen Primärerkrankungen um schwerwiegende Hirnschädigungen handelt, ist es nicht verwunderlich, wenn sich beispielsweise auch die Intelligenz verzögert oder nur unvollkommen entwickelt. In diesen Fällen sind dann Epilepsie und intellektuelle Minderbegabung zwei Symptome derselben Ursache. Die verminderte Intelligenz ist dann also nicht Folge der Epilepsie, sondern der primären Hirnschädigung, die *auch* die Epilepsie hervorruft.

Mitunter bewirkt aber eine Hirnschädigung nicht eine Verminderung der Gesamtintelligenz, sondern führt zu einer Schwäche in bestimmten Leistungsbereichen. So kann es z.B. zu organisch-bedingten Störungen im Bereich von Konzentration, Wahrnehmung, Durchhaltevermögen, Tempo, Umstellungsfähigkeit (Flexibilität) oder Orientierungsfähigkeit kommen. Häufig spricht man dann von Teilleistungsschwächen.

Ähnliches gilt auch für den Verhaltensbereich: Hirnschädigungen (mit oder ohne Epilepsie) können auch Verhaltensauffälligkeiten bewirken (bei normaler oder verminderter Intelligenz). Diese Verhaltensstörungen können sich z.B. äußern in Vergeßlichkeit, rasch wechselndem Interesse, Umständlichkeit, leichter Ablenkbarkeit, mangelnder Steuerung, auffälligem Antrieb (zu schwacher oder zu starker Antrieb). Solche Patienten werden schnell als „nervös", „aggressiv" oder „lahm" abgestempelt. All diese möglichen Auffälligkeiten sind aber nicht Folge der Epilepsie, sondern der auch den Anfällen zugrundeliegenden Hirnschädigung.

Diese primäre Hirnschädigung kann selbstverständlich zu weiteren Symptomen führen – beispielsweise zu motorischen Auffälligkeiten (z.B. Halbseitenlähmung, Störung der Feinmotorik, Spastik), zu Sprach- und Sprechstörungen, zur Schwäche des einen oder anderen Sinnesorganes, zu Störungen bestimmter Stoffwechselvorgänge. So kann es nicht verwundern, daß bei vielen anfallkranken Menschen neben der Epilepsie weitere cerebral-bedingte Störungen vorliegen, die in ihrer Gesamtheit ein überaus unterschiedliches Symptomen-Spektrum ergeben können: Es kommt zum Bild des *mehrfachbehinderten* Epilepsiekranken.

Diese zusätzlichen Auffälligkeiten und Störungen finden sich vor allem bei Menschen mit symptomatischen Epilepsien, denn bei ihnen ist ja die Epilepsie definitionsgemäß Symptom einer cerebral-organischen Schädigung. Bei Menschen mit überwiegend genetisch bedingten (idiopathischen) Epilepsien sind Mehrfachbehinderungen in aller Regel nicht anzutreffen – es sei denn, die Epilepsie nimmt einen ungünstigen Verlauf, ist therapeutisch nicht zu beeinflußen (oder der Patient entzieht sich der Behandlung!) und entgleist völlig.

8.2. Medikamentenbedingte psychische Störungen

Epilepsiekranke bedürfen in aller Regel einer langjährigen medikamentösen Behandlung. Die heutigen „Antiepileptica" werden zwar von den Patienten mehrheitlich gut, d.h. ohne oder nur mit geringen Nebenwirkungen vertragen; aber selbstverständlich können die Medikamente prinzipiell zu unerwünschten Wirkungen im physischen oder psychischen Bereich führen.

Manche Antiepileptica leiten sich von Beruhigungs- oder Schlafmitteln ab, weshalb diese Substanzen zur Vigilanzminderung, also zur Beeinträchtigung der Wachheit und Aufmerksamkeit führen können. Aber auch das Gegenteil ist möglich: Substanzen, die den einen Patienten ermüden, können einen anderen „aufputschen", „nervös" oder unruhig machen. Diese sogenannte „paradoxe Wirkung" ist besonders im Kindesalter möglich.

Wiederum andere anfallhemmende Medikamente beeinflußen zwar nicht erkennbar die Vigilanz und den Antrieb eines Patienten, haben aber eine Minderung kognitiver Fähigkeiten zur Folge; dies kann z.B. bei Kindern zu einer Minderung der schulischen Leistungen führen.

Dennoch muß festgehalten werden: Die meisten anfallkranken Patienten vertragen ihre Medikamente ohne störende Nebenwirkungen; die Möglichkeit beeinträchtigender Auswirkungen der Medikation muß aber vom Arzt immer bedacht werden.

8.3. Reaktive psychische Störungen

Trotz aller Aufklärung steht der Epilepsiekranke auch heute noch häufig im sozialen Abseits, ja muß mit Ausgrenzung und Diffamierung rechnen. Die jahrhundertealte Scheu des „Gesunden" gegenüber dem scheinbar „Geheimnisvollen" der Epilepsie ist auch in unseren Tagen noch deutlich spürbar, ebenso wie die Furcht vor der Dramatik des ausgestalteten Anfalls und die Hilflosigkeit gegenüber dem Anfallgeschehen und dem „Anderssein" mancher Anfallkranken.

Die hieraus resultierende Ablehnung der Kranken wird häufig durch rationale Argumente oder durch Mitleid kaschiert. Das fängt bei früh beginnenden Epilepsien bereits im Kindergarten und in der Schule an und setzt sich bei Jugendlichen und Erwachsenen im Berufsleben fort. „Epileptiker" wird häufig noch als Schimpfwort und nicht als Krankheitsbezeichnung gebraucht. Wer sich aber aus der Gesellschaft ausgestoßen fühlt, verliert sein Selbstvertrauen und entwickelt sich zum Einzelgänger und Sonderling.

Oft trägt auch das Fehlverhalten der eigenen Angehörigen zu zusätzlichen reaktiven und neurotischen Störungen bei – insbesondere bei anfallkranken Kindern und Jugendlichen. Nicht selten schwankt die Einstellung der Angehörigen (z. B. der Eltern) zwischen den beiden Polen der Überforderung auf der einen, Verwöhnung und Überprotektion auf der anderen Seite, letzteres oft aus unbewußten Schuldgefühlen. Der überforderte Anfallkranke wird entmutigt oder gerät in Opposition. Der überbehütete Patient vermag keine eigene Persönlichkeit zu entwickeln, er bleibt unselbständig und abhängig.

Schließlich darf auch die Reaktion des Patienten auf die Krankheit selbst nicht vernachlässigt werden. Im Gegensatz zu den meisten anderen Krankheiten wird die Epilepsie vom Patienten nicht unmittelbar, sondern im Spiegel der Umwelt erlebt, da bei sehr vielen Anfällen das Bewußtsein deutlich eingeschränkt oder ausgelöscht ist.

Diese Tatsache kann einerseits zu mangelnder Krankheitseinsicht und Selbstüberschätzung führen, zum anderen zu einer latenten Aggressionshaltung gegenüber der Umwelt oder zu einer bewußten Isolierung. In diesem ständigen Spannungsverhältnis unterscheidet sich der Anfallkranke grundsätzlich vom geistig Behinderten, der in der Regel mit sich und der Umwelt in Harmonie lebt.

8.4. Anfall- und traumatisch bedingte psychische Störungen

Ein epileptischer Anfall, selbst der tonisch-klonische Grand-mal-Anfall, zerstört keine Gehirnzellen, führt also nicht zu einer zusätzlichen cerebralen Schädigung. Auch das wiederholte Auftreten großer Anfälle mindert nicht die geistigen Fähigkeiten des Anfallkranken. Von dieser Regel kann es Ausnahmen geben. Ein „epileptischer Zustand“, ein Status epilepticus großer Anfälle, stellt nicht nur ein lebensbedrohendes Ereignis dar, sondern kann auch zu einer vorübergehenden oder bleibenden Einbuße mentaler Funktionen führen.

Auf noch nicht eindeutig geklärte Weise kann es im langanhaltenden (z. B. über eine halbe Stunde andauernden) Grand-mal-Geschehen zu einer Schädigung von Nervenzellen kommen (iktogene Läsion; ictus [lat.]: Anfall), die – je nach Funktion der betroffenen Nervenzellen – zu entsprechenden Ausfällen oder Leistungsminderungen führen kann, z. B. im motorischen Bereich (iktogene Lähmung) oder auch im Hinblick auf die psychische Leistung (Intelligenzminderung, charakterologische Änderung). Wegen einer solchen möglichen statusbedingten iktogenen Schädigung muß es ein Schwerpunkt ärztlichen Bemühens sein, einen Grand-mal-Status zu verhindern. Iktogene Schädigungen sind auch bei einer ungewöhnlichen Häufung von Grand-mal-Anfällen möglich, z. B. beim Auftreten großer Anfälle in Serie – d. h. mehrere Grand-mal-Anfälle in einer begrenzten Zeiteinheit (z. B. 6 oder 8 Grand-mal-Anfälle in drei Stunden). Glücklicherweise ist bei den heutigen guten Behandlungsmöglichkeiten das Auftreten von Grand-mal-Staten und -Serien selten geworden.

Sog. kleine Anfälle (z. B. Absencen, Myoklonien, partial-komplexe Anfälle) führen nicht zu iktogenen Schädigungen, auch dann nicht, wenn sie in statusartiger Häufung auftreten. In den letzten Jahren mehren sich allerdings die Hinweise darauf, daß ein „latenter (bio-elektrischer) Status", also das unaufhörliche Auftreten von generalisierten „Krampfströmen" im EEG über Wochen und Monate (ohne daß es zu sichtbaren epileptischen Anfällen kommen muß), zu einem allmählichen Verlust mentaler Fähigkeiten führen kann. In einem solchen Fall muß konsequent medikamentös eingegriffen werden, selbst wenn keine sichtbaren Anfälle erkennbar sind.

Bei Epilepsien mit Sturz-Anfällen (insbesondere im Rahmen generalisierter Epilepsien – z. B. Aufwach-Grand-mal-Epilepsie, Lennox-Gastaut-Syndrom) kann es durch Schädel-Hirn-Verletzungen (Schädel-Hirn-Traumen) im Sturz zu einer cerebralen Läsion kommen (Hirnblutung, -quetschung). Solche Verletzungen können in seltenen Fällen tödlich enden oder auch zum Ausgangspunkt cerebraler Funktionsstörungen werden.

Mitunter ist es erforderlich, Patienten, die zu Sturz-Anfällen neigen, mit einer „Fallhaube", einem Sturzhelm, zu versorgen, um solche anfallbedingten Komplikationen zu verhindern.

8.5. Plurifaktorielle Genese psychischer Störungen

Die Palette der Möglichkeiten für psychische Störungen beim Epilepsiekranken ist also durchaus vielfältig; und dennoch muß betont werden, daß kaum die Hälfte der Epilepsiekranken neben ihren Anfällen zusätzliche psychische Störungen aufweisen.

Sind bei einem Anfallkranken psychische Störungen erkennbar, so ist es nicht immer leicht, die möglichen Ursachen und Einflüsse voneinander zu unterscheiden. Nicht selten setzt sich das psychopathologische Erscheinungsbild des Patienten aus verschiedenen Faktoren zusammen; und nicht immer gelingt es, den einen Faktor exakt gegen den anderen abzugrenzen. In diesen Fällen muß die Genese (Ursprung) der psychischen Störungen logischerweise als plurifaktoriell bezeichnet, d. h. auf mehrere Ursachenfaktoren zurückgeführt werden.

Um einen therapeutischen Zugang zu derartigen psychischen Störungen zu finden, wird der Arzt versuchen, das Ursachenbündel gegebenenfalls mit Hilfe eines erfahrenen Psychologen zu entwirren.

8.6. Die „epileptische Wesensveränderung"

Vor allem in älteren neurologischen Lehrbüchern kann man lesen, daß sich bei vielen Anfallkranken im Verlauf einiger Jahre mit einer gewissen Zwangsläufigkeit eine „typische epileptische Wesensveränderung" oder eine „unaufhaltsame Intelligenzminderung" – mitunter wird sogar der Begriff „Verblödung" gebraucht! – einstelle. Dies ist selbstverständlich nicht richtig.

Wie wir bereits wissen, können mehrere Faktoren für möglicherweise auftretende psychische Auffälligkeiten bei einem Epilepsie-Patienten verantwortlich sein. Abgesehen davon, daß etwa die Hälfte aller Anfallkranken psychisch gesund ist, sind die Gründe, die bei den übrigen knapp 50 % der Patienten zu einer psychischen Veränderung führen können, überaus unterschiedlich und sehr individuell gestaltet. Wenn es zu psychisch-pathologischen Auffälligkeiten kommt, so beruhen sie oft auf einer schwer oder gar nicht entwirrbaren Verflechtung organischer, medikamentöser und reaktiver Funktionen. Von einer für die Epilepsie typischen Symptomatik kann also in keiner Weise gesprochen werden – ganz abgesehen davon, daß bei der Ausbildung einer psychopathologischen Auffälligkeit die prämorbide Persönlichkeitsstruktur (also der geistig-seelische Zustand vor Eintritt der Krankheit) eine entscheidende Rolle spielt.

9. Diagnostik

9.1. Symptom – Syndrom – Krankheit

Diagnostik im Zusammenhang mit Epilepsie umfaßt im wesentlichen drei Punkte:

- Klärung und Klassifikation der epileptischen Anfälle
- Zuordnung der Anfälle zu einem Epilepsie-Syndrom oder zu einer bestimmten Epilepsie-Krankheit
- Klärung der Ätiologie (Ursache)

Wir haben bereits erfahren, daß epileptischen Anfällen die Eigenschaft eines Krankheitssymptoms zukommt. Der epileptische Anfall, auch wenn er wiederholt auftritt, ist nicht die Krankheit selbst, sondern stellt ein richtungsweisendes Krankheitsmerkmal (*Symptom*) dar.

Von einem *Epilepsie-Syndrom* spricht man dann, wenn ein epileptisches Krankheitsbild zwar mehrere typische Krankheitssymptome – Symptomen-Komplex aus epileptischen Anfällen und anderen Krankheitsmerkmalen – aufweist, aber mehrere Ursachen zuläßt (z.B. West-, Lennox-Gastaut-Syndrom oder das Syndrom der Temporallappen-Epilepsien).

Eine ganz bestimmte *Epilepsie-Krankheit* liegt dagegen dann vor, wenn nicht nur ein charakteristischer Symptomenkomplex gegeben, sondern auch ätiologisch eine eindeutige Zuordnung möglich ist (z.B. Rolando-Epilepsie oder Pyknolepsie).

Viele der bereits aufgeführten *symptomatischen* oder *kryptogenen* Epilepsien müssen als Epilepsie-Syndrome mit charakteristischem „Symptom-Muster", aber häufig unbekannter, vieldeutiger oder auch unterschiedlicher Ätiologie bezeichnet werden; neben dem bereits erwähnten West-Syndrom, Lennox-Gastaut-Syndrom und Syndrom der Temporallappen-Epilepsien können hier auch die übrigen, durch die Lokalisation bestimmten Epilepsien (Frontal-, Parietal- und Occipital-Epilepsien) und die symptomatischen Neugeborenen-Krämpfe angeführt werden.

Demgegenüber ist die Ätiologie bei *idiopathischen* Epilepsien mit ihrer charakteristischen Symptomatik meist eindeutig (nämlich in erster Linie nicht durch cerebral-organische Läsion, sondern durch eine genetische Disposition bedingt), so daß sie als Epilepsie-Krankheiten im engeren Sinn bezeichnet werden können (so z. B. benigne Neugeborenen-Krämpfe, Pyknolepsie, juvenile myoklonische Epilepsie, Aufwach-Grand-mal-Epilepsie, Rolando-Epilepsie).

9.2. Anamnese

Trotz aller technischen Fortschritte und trotz der heute zur Verfügung stehenden hochentwickelten apparativen Untersuchungsmöglichkeiten ist der wesentliche Baustein der Diagnostik immer noch die Anamnese. Die sachgerechte Befragung des Patienten (und seiner Angehörigen) bezüglich des Krankheitsbeginns, des bisherigen Krankheitsverlaufes und aller Faktoren, die Einfluß auf Entstehung und Verlauf der Krankheit haben können (einschließlich der psychosozialen Situation), ist eine ärztliche Kunst, die nicht nur Sachwissen und Erfahrung, sondern auch Fingerspitzengefühl, Geduld, Behutsamkeit und Einfühlungsvermögen des Befragers erfordern. „Eine gute Anamnese", so ein ärztliches Sprichwort, „ist die halbe Diagnose!"

Bei Epilepsiekranken ist die Anamnesen-Erhebung dadurch erschwert, daß die Patienten über die Anfall-Phänomene wegen der häufig mit Bewußtseinseinschränkung einhergehenden Anfälle nicht selbst oder nur unvollkommen Auskunft geben können. Die Eigenangaben bedürfen deshalb in jedem Fall der Ergänzung durch Anfallzeugen (*Fremd*anamnese durch Befragen von Familienangehörigen, Freunden, Lehrern, Berufskollegen). Das Anfallbild muß vom Arzt sehr detailliert erfragt werden, geben doch die Anfallsymptome bereits wertvolle Hinweise auf den cerebralen Ursprungsort und damit auf eine mögliche Ursache der Krankheit. Der Zuordnung der Anfälle zu einem Epilepsie-Syndrom oder einer bestimmten Epilepsie-Krankheit dienen vor allem Fragen nach den Bedingungen des ersten Anfalls, der Anfallhäufigkeit, einem eventuellen Wechsel des Anfallbildes, der tageszeitlichen Verteilung der Anfälle (aus dem Schlaf? Aufwach-Anfälle?) und nach möglichen anfallauslösenden oder -fördernden Faktoren.

Zur Klärung der Ätiologie dient neben der *speziellen*, auf die Anfälle ausgerichteten Anamnese, die *allgemeine* Anamnese, also Fragen zum Schwangerschafts- und Geburtsverlauf, zur frühkindlichen Entwicklung, Fragen nach früheren Erkrankungen, Operationen, Verletzungen und nicht zuletzt auch Fragen nach möglichen Erkrankungen bei Vorfahren bzw. Familienangehörigen (*Familien-Anamnese*). Um die Bedeutung der Krankheit für den Patienten und seine Angehörigen richtig zu beurteilen, muß selbstverständlich auch die soziale Situation, müssen die sozialen Bezüge in und außerhalb der Familie, in der Schule, im Berufsleben erfragt werden.

9.3. Klinische Untersuchung

An die Anamnese schließt sich in der Regel eine ausführliche klinische Untersuchung an, wobei „klinisch" bedeutet: ohne apparative Hilfsmittel, lediglich „mit den fünf Sinnen" des Arztes. Obwohl die Epilepsie eine neurologische Erkrankung ist, darf sich die klinische Untersuchung nicht auf die neurologische Befunderhebung beschränken: Mitunter führt die Primärerkrankung, die Ursache der epileptischen Anfälle ist, auch zu Symptomen an anderen Organen (z.B. Haut, Leber, Gefäße). Die *allgemeine körperliche Untersuchung* des Anfallkranken stellt deshalb einen wichtigen Untersuchungsschritt dar. Selbstverständlich kommt der *neurologischen Untersuchung* eine besondere Bedeutung zu: Sie soll vor allem die Frage beantworten, ob neben dem Symptom der epileptischen Anfälle noch weitere Krankheitszeichen vorliegen, ob sich also Hinweise für eine umfassendere cerebrale Schädigung finden.

Ähnliches gilt für den *psychischen Befund*; er ist bei der klinischen Untersuchung Anfallkranker von herausragender Bedeutung. Wir haben bereits erfahren, daß sich bei knapp der Hälfte aller Epilepsie-Patienten Symptome einer psychischen Störung finden lassen. Die Erhebung des psychischen Befundes beginnt bereits mit der ersten Kontaktaufnahme zum Patienten. Die eigentliche psychische Befunderhebung erfolgt bei Kindern meist im Zusammenhang mit der neurologischen Untersuchung oder im Spiel mit dem kleinen Patienten, evtl. unter Einschaltung eines erfahrenen Kinderpsychologen. Auch bei der psychologischen Untersuchung älterer Kinder, Jugendlicher und Erwachsener ist es für den Arzt häufig sinnvoll, sich der Hilfe des Psychologen zu versichern, insbesondere dann, wenn es um die Quantifizierung der intellektuellen Fähigkeiten, die Aufdeckung isolierter psychischer Symptome (z.B. Teilleistungsschwächen) oder die Analyse des psychosozialen Milieus in und außerhalb der Familie des Patienten geht (Psychodiagnostik).

9.4. Apparative Untersuchungen

Das wichtigste apparative Hilfsmittel bei der Diagnostik epileptischer Erkrankungen ist das Elektroencephalogramm (EEG), also die Ableitung der Hirnstromkurve. Ein EEG-Apparat ist im Grunde nichts anderes als ein Gerät, das elektrische Potentiale aufnimmt, verstärkt und einem Schreibgerät (heute in vielen Fällen einem Datenrechner) zuführt. Einleitend stellten wir bereits fest, daß die Funktion der Neurone an elektrische und chemische Vorgänge – vor allem im Bereich der Zellmembran – gebunden ist. Die Potentialschwankungen, die außerhalb des knöchernen Schädels mittels Elektroden als Summenpotential an Tausenden von Neuronen erfaßt werden können, bewegen sich in einer Größenordnung von millionstel Volt. Die Hauptaufgabe des EEG-Gerätes besteht darin, diese Potentiale zu verstärken, gegen Störpotentiale (außerhalb des Gehirns) abzuschirmen und zur Anzeige bzw. elektronischen Verarbeitung zu bringen.

Die Elektroden (z.B. aus Silber-Chlorid), die zur Aufnahme der Potentiale auf der Schädeldecke dienen, werden in unterschiedlicher Zahl und nach international festgesetztem Verteilungsmuster auf dem Kopf mittels einer „Haube“ („cap“) fixiert, mitunter auch aufgeklebt (20, 40 und mehr Elektroden – je nach Fragestellung und Kopfgröße).

Das Aussehen der „normalen“ Hirnstromkurve ist in erster Linie abhängig vom Lebensalter und von der Vigilanz des Untersuchten. Umgekehrt kann der erfahrene Auswerter aufgrund des Hirnstromkurvenbildes auf das Lebensalter und den Wachheitsgrad des Untersuchten zurückschließen.

Neben der Beurteilung der „EEG-Grundaktivität“ ist der Seitenvergleich der EEG-Potentiale über den beiden Hirn-Hemisphären (Hirn-Hälften) bedeutsam: Normalerweise unterscheidet sich die Hirnstromkurve über den beiden Hemisphären nicht voneinander. Ist aber *eine* Hemisphäre (oder auch nur ein Teil von ihr) von einer Störung betroffen, so kann sich das EEG-Bild über dieser Region verändern (z.B. Verlangsamung der Wellen-Frequenzen oder Abflachung der Amplituden), der EEG-Auswerter spricht von einem „Herd“ oder einem „Focus“.

Bei pathologischen EEG-Veränderungen unterscheidet man „unspezifische“ von „spezifischen“ Veränderungen. Spezifische Veränderung ist gleichbedeutend mit dem Auftreten von sog. Krampfströmen, in der Fachsprache *hypersynchrone Potentiale* genannt. Sie spielen vor allem bei der Diagnostik von Epilepsien eine entscheidende Rolle. Hypersynchrone Potentiale (hsP) finden sich normalerweise im EEG hirngesunder Menschen nicht; ihr Auftreten beweist zwar noch keine Epilepsie, signalisiert jedoch eine erhöhte Anfallbereitschaft.

Finden sich bei Epilepsie-Verdacht in der Hirnstromkurve keine hsP, so werden sog. *Provokationsmethoden* angewandt, die bei der Aufdeckung und Objektivierung der Anfallbereitschaft helfen können. Die in der Praxis wichtigsten Provokationsmethoden sind Hyperventilation, Fotostimulation und Schlaf.

Bei der *Hyperventilation* wird der Patient aufgefordert, während der EEG-Ableitung für 3–4 Minuten sehr kräftig ein- und auszuatmen. Durch diesen „unphysiologischen“ Atmungsvorgang wird vermehrt Kohlensäure (CO_2) ausgeatmet, der Organismus gerät dadurch in eine alkalische Stoffwechsellage (Alkalose); eine solche aber senkt die „Krampfschwelle“ prinzipiell bei jedem Menschen ab, begünstigt also das Auftreten von hsP und somit auch von Anfällen. Die Hyperventilation stellt vor allem bei der Absence-Epilepsie des Kindesalters (Pyknolepsie) eine sehr effektive und „typische" Provokationsmethode dar, die für die endgültige Diagnose dieser Epilepsieform entscheidend sein kann.

Bei manchen Menschen vermag Flackerlicht im EEG Krampfströme oder im Alltag epileptische Anfälle auszulösen. Diese Fotosensiblität wird routinemäßig im EEG-Labor mittels *Fotostimulation* überprüft: Mit Hilfe eines Stroboskops wird der Proband aus einer Entfernung von etwa 20–30 cm (bei völlig abgedunkeltem Raum) kurzen, sehr hellen und sich rasch wiederholenden Lichtblitzen in ansteigender Frequenz (meist 2–30/sec.) ausgesetzt; die einzelnen Blitzserien mit konstanter Frequenz dauern etwa 10 Sekunden. Bei entsprechend veranlagten („fotosensiblen") Patienten können durch solche Lichtstimuli bestimmter Frequenz (meist zwischen 6 und 18/sec.) hsP im EEG provoziert werden; bleiben solche Krampfströme ohne klinische Anfallsymptome, so bezeichnen wir dies als *Fotosensibilität*; kommt es aber während der Stimulation zu sichtbaren Anfällen (z. B. Absencen, Myoklonien, Grand-mal-Anfälle) so spricht man dagegen von einer *fotoparoxysmalen Reaktion mit klinischen Erscheinungen.* Im EEG-Labor kann zumindest das Auftreten eines Grand mal bei der Fotostimulation zuverlässig verhindert werden, indem man beim ersten Auftreten von hsP die Fotostimulation abbricht.

Eine weitere wichtige Provokationsmethode stellt der *Schlaf* dar. Insbesondere die Einschlaf- und Aufwachphasen begünstigen das Auftreten von hsP im EEG. Auch die klinische Anfallbereitschaft ist bei manchen Menschen in diesen Übergangsphasen vom Schlaf- zum Wachzustand (und umgekehrt) besonders groß („Aufwach- bzw. Feierabend-Anfälle").

Zeigt das Wach-EEG bei Menschen mit Epilepsie-Verdacht keine hsP, so ist es meist empfehlenwert, ein sog. Schlaf-EEG abzuleiten, also eine Hirnstromkurve während des Schlafs zu schreiben. Der Schlaf im EEG-Labor kann am besten durch vorausgehenden Schlafentzug herbeigeführt werden. Dabei ist es günstig, wenn sowohl die Einschlaf- als auch die Aufwachphase mit abgeleitet werden. Die Provokation von hypersynchronen Potentialen durch den Schlaf ist besonders ausgeprägt bei der Rolando-Epilepsie und ihren Varianten („Schlaf-Aktivierung").

Das „Routine"-EEG dauert – je nach medizinischer Fragestellung und Kooperation des Patienten – 20–60 Minuten. Die Untersuchung ist harmlos, schmerzfrei und kann beliebig oft wiederholt werden. Grundsätzlich kann das EEG in der Epilepsie-Diagnostik folgende Informationen liefern:

- Erhärtung der klinisch gestellten Epilepsie-Diagnose durch den Nachweis von hsP („(Krampfpotentiale");
- Lokalisation des epileptischen Geschehens, d.h. Beantwortung der Kardinalfrage, ob die Epilepsie generalisiert oder fokal ist;
- Hilfe bei der Bestimmung des Anfalltyps, sofern es gelingt, einen Anfall abzuleiten;
- Informationen über den Aktivitätsgrad der epileptischen Funktionsstörung, d.h. über das Ausmaß der derzeitigen Anfallbereitschaft, was aber zumeist keinen Rückschluß auf die „Schwere" der Epilepsie zuläßt.

Mit der exakten Erfassung und Zuordnung der epileptischen Anfälle bzw. Epilepsien ist aber die Diagnostik nicht beendet. Die Frage der Ätiologie kann mittels EEG oft nicht ausreichend beantwortet werden, insbesondere nicht im Fall symptomatischer Epilepsien. Hier müssen außer den bisher besprochenen weitere Untersuchungsmethoden eingeschaltet werden, insbesondere die sog. *strukturgebenden Untersuchungsverfahren (bildgebende Verfahren)*. Während die Hirnstromkurve in erster Linie etwas über die *Funktion* von Nervengewebe aussagt, dienen die bildgebenden Verfahren der Erkennung der *Struktur* des Gehirns, also der cerebralen Anatomie. Somit kommt diesen Untersuchungsmethoden eine besondere Bedeutung in der Aufdeckung der Ätiologie zu.

Die bildgebenden Verfahren können prinzipiell darstellen, welche anatomische Läsion für einen Herd im EEG verantwortlich ist, beispielsweise ein Tumor, eine Narbe, ein Abszeß oder eine Fehlbildung. Die Aufdeckung der Qualität, des Charakters einer pathologischen Struktur ist zwar auch durch die bildgebenden Verfahren nicht immer zweifelsfrei möglich, aber häufig können Lokalisation und Ausdehnung des pathologischen Substrats sehr genau aufgezeigt werden. Bei Wiederholung der Untersuchung nach einem bestimmten zeitlichen Intervall ist meist auch eine Aussage über die Dynamik der Störung möglich: Liegt eine stationäre (residuale) oder eine prozeßhafte Krankheit vor?

Solche strukturgebenden Untersuchungen erfolgen heute mit der Computer-Tomographie (CT; Messung von Dichte-Unterschieden in organischen Geweben mittels Röntgenstrahlen) und insbesondere mit der Magnet-Resonanz-Tomographie (MRT, Kernspin-Tomographie; Untersuchung mit Hilfe starker Magnetfelder). Während durch diese beiden Untersuchungsverfahren die Struktur des Gehirns wiedergegeben werden kann, stellen zwei andere wichtige moderne bildgebende Verfahren cerebrale Durchblutungsverhältnisse bzw. Stoffwechselvorgänge dar, erlauben also Einblicke in *dynamische* cerebrale Vorgänge: Die *Single-Photon-Emissions-Tomographie* (SPECT) bzw. die *Positronen-Emmissions-Tomographie* (PET); bei diesen Untersuchungen werden regionale Durchblutungsverhältnisse im Gehirn (SPECT) bzw. die Intensität von cerebralen Stoffwechselvorgängen (PET) sichtbar gemacht. Wie CT und MRT sind auch SPECT und PET vor allem zur lokalisatorischen (und damit auch ätiologischen) Abklärung symptomatischer, insbesondere fokaler symptomatischer Epilepsien von großer Bedeutung. Darüber hinaus kommt diesen Untersuchungsverfahren auch im Hinblick auf einen möglichen chirurgischen Eingriff entscheidende Bedeutung zu.

Je nach vermuteter Ätiologie müssen weitere Untersuchungsmethoden hinzugezogen werden:

- laborchemische Untersuchungen von Körperflüssigkeiten (z.B. Blut, Urin, Liquor [Gehirn-Rückenmark-Flüssigkeit]) bei Verdacht auf entzündliche oder Stoffwechselstörungen;
- humangenetische Untersuchung (z.B. Chromosomenuntersuchung, Gen-Analyse) bei Verdacht auf schwerwiegende Störungen des genetischen Materials;

- histologische (feingewebliche, mikroskopische) Untersuchung von Gewebeproben aus Haut, Schleimhaut, Muskel-, Nerven- oder Gehirngewebe – vor allem bei Verdacht auf metabolische Störungen (Stoffwechselkrankheiten).

9.5. Differentialdiagnose

Mitunter ist die Frage, ob es sich bei episodischen anfallverdächtigen Ereignissen tatsächlich um epileptische Anfälle handelt, nicht leicht zu beantworten. Nicht-epileptische Anfälle können nämlich einem epileptischen Anfall sehr ähnlich sein oder ihn so imitieren, daß die Anfallbeobachtung selbst durch den erfahrenen Arzt eine sichere Unterscheidung nicht erlaubt.

Gelegentlich können schon Ereignisse, die bei vielen oder gar allen Menschen „normalerweise" auftreten und keinen Krankheitswert haben, an epileptische Anfälle denken lassen, z.B.: Zuckungen beim Einschlafen (Einschlaf- oder Schlaf-„Myoklonien"), unwillkürliche milde Zuckungen bei Müdigkeit (z.B. im Bereich des äußeren Augenwinkels) oder bei Kälte (Faszikulationen); „Tag-Träume", die mit Absencen oder Alpträume, die mit nächtlichen partial-komplexen Anfällen verwechselt werden können. Mitunter sind es aber auch episodische *krankhafte* Störungen, die nichts mit epileptischen Anfällen zu tun haben, aber vom Erscheinungsbild her an ein epileptisches Geschehen denken lassen: Sturz aufgrund einer akuten Herzerkrankung (z.B. Herzinfarkt, Herzrhythmusstörung), Ohnmachten unterschiedlichster Ursachen (Schreck, Schmerz, Schock, Kreislaufschwäche), Schwindelzustände, nicht-epileptische Myoklonien im Zusammenhang mit neurologischen Erkrankungen (z.B. Rückenmarkserkrankungen, Vergiftungen oder Entzündungen des Gehirns, Multiple Sklerose) oder spastische Muskelversteifungen im Rahmen einer cerebralen Bewegungsstörung.

Am schwierigsten ist die Differentialdiagnose – „epileptischer Anfall – ja oder nein?" – erfahrungsgemäß bei psychisch bedingten „pseudo-epileptischen" Anfällen. Zu ihnen gehören beispielsweise Tics, Einnässen (jenseits des Kleinkindesalters), Nacht-Angst (nächtliches Aufschrecken, insbesondere bei Kindern), psychische Ausnahmezustände, das „Sich-weg-Schreien" im Kleinkindesalter (respiratorische Affektkrämpfe, z. B. bei Schmerz, Wut, Enttäuschung) und vor allem die simulierten und psychogenen Anfälle. *Simulierte Anfälle* sind bewußtseinsnahe pseudo-epileptische Anfälle, denen in aller Regel eine Absicht des „Anfallkranken" zugrunde liegt. Aus der Literatur sind berühmte Beispiele simulierter Anfälle bekannt: So z.B. Felix Krull in Thomas Manns gleichnamigem Roman, der mit einem simulierten Anfall dem Militärdienst entgehen möchte; oder der Diener Smerdjakow in Dostojewskijs „Die Brüder Karamasow", dem ein simulierter epileptischer Anfall – bei tatsächlich bestehender chronischer Epilepsie! – als Alibi in einem Mordprozeß dienen soll.

Von diesen bewußtseinsnahen simulierten Anfällen sind die sog. *psychogenen Anfälle* abzugrenzen. Hierbei handelt es sich zwar auch um pseudo-epileptische Anfälle, aber die Differentialdiagnose gegen „echte" Anfälle ist oft schwieriger und der ätiologische Hintergrund meist viel differenzierter als bei den bewußt simulierten Anfällen. Ein psychogener Anfall ist ein psychisch bedingter, auf dem Boden eines individuellen Konflikts entstandener nicht-epileptischer Anfall, der bewußtseinsfern, d.h. weitgehend ohne Willen, ohne Steuerung und ohne klares Bewußtsein des Patienten, unter dem Bild eines epileptischen Anfalls (meist eines Grand mal-, eines tonischen oder eines atonischen, gelegentlich auch eines partial-komplexen Anfalls) abläuft.

Eine wichtige differentialdiagnostische Hilfe bei der Abgrenzung pseudo-epileptischer gegen „echte" epileptische Anfälle bietet das EEG (am besten während der zur Diskussion stehenden Episode).

10. Behandlung

Bei der Behandlung epileptischer Anfälle muß zwischen Akut- und Langzeitbehandlung unterschieden werden. Unter Akuttherapie wird dabei eine Intervention durch den Arzt oder eine andere helfende Person während des Anfalls verstanden, die das Ziel hat, das epileptische Geschehen unmittelbar zu beenden. Im Gegensatz hierzu ist eine Langzeitbehandlung mittel- oder langfristig angelegt und hat einen prophylaktischen (vorbeugenden) Anspruch, nämlich das Auftreten weiterer Anfälle zu verhindern.

10.1. Akuttherapie

Im allgemeinen hört ein epileptischer Anfall nach kurzer Zeit von selbst (spontan) auf, das epileptische Geschehen begrenzt sich gewissermaßen selbst: Die meisten Anfälle dauern Sekunden (z. B. Absencen) bis wenige (d. h. 1–4) Minuten (z. B. partial-komplexer Anfall, Grand-mal-Anfall). Wegen dieser meist eintretenden „Spontanheilung" des einzelnen Anfalls ist in aller Regel ein therapeutisches, den Anfall beendendes Eingreifen nicht erforderlich.

Allerdings kann es notwendig sein, auch bei sog. kleinen oder kürzeren Anfällen begleitend oder helfend einzugreifen, um zu verhindern, daß die Patienten durch die Auswirkungen des Anfallgeschehens Schaden nehmen. Eine Absence im Straßenverkehr oder beim Schwimmen, ein partial-komplexer Anfall bei sportlicher Betätigung, ein Grand-mal-Anfall mit Sturz und anschließenden heftigen Kloni (bei denen Kopf und Gliedmaßen an Kanten und Gegenstände stoßen) können den Anfallkranken mehr in Gefahr bringen als das eigentliche Anfallgeschehen. In diesen Fällen kommt es zunächst nicht darauf an, den Anfall durch irgendwelche Maßnahmen zu unterbrechen, sondern die Gefahr, in der sich der Patient durch das Anfallgeschehen befindet, zu beseitigen oder zumindest zu mindern. Die entsprechenden helfenden Maßnahmen richten sich nach der Situation, in der sich der Anfall ereignet hat. Verständlicherweise ist eine solche Hilfe bei Kindern leichter möglich als bei (schwergewichtigen) Erwachsenen. Ein Kind kann ggf. auf den Arm genommen und an einen sicheren Ort gebracht werden, bei einem großgewachsenen Patienten – beispielsweise im Grand-mal-Anfall – ist dies selbstverständlich außerordentlich erschwert bzw. nicht möglich. In diesem Fall läßt man den krampfenden Patienten am Ort und versucht, durch Beiseiterücken von Gegenständen, rasches Abpolstern der Umgebung und Unterlegen des Kopfes mit einer Decke oder einem Kissen die Verletzungsgefahren zu mindern.

Weitere sinnvolle Maßnahmen beim „großen“ Anfall sind Lockerung der Kleidung und flache Seitwärtslagerung des Patienten, um eine Aspiration, also „ein Verschlucken“ an Speichel oder Erbrochenem zu verhindern. Vor allem sollte man Ruhe bewahren, den Anfall genau beobachten – die spätere detaillierte Anfallbeschreibung ist für den Arzt wichtig! – und versuchen, die Dauer des Anfalls festzuhalten.

Überflüssige oder gar schädigende Maßnahmen sind Fixierungsversuche der krampfenden Gliedmaßen, gewaltsames Auseinanderklemmen der zusammengepreßten Kiefer und Aufbiegen der verkrampften Finger, Herzmassage, Mund-zu-Mund-Beatmung, Übergießen mit Wasser oder Festhalten des Kranken bei dranghafter Bewegungsunruhe in oder unmittelbar nach dem Anfall (statt dessen: beruhigendes Begleiten!).

Ist der Anfallkranke als Epilepsie-Patient bekannt, ist es in der Regel nicht erforderlich, sofort einen Arzt herbeizurufen; oft empfiehlt es sich aber, die Angehörigen zu verständigen. Handelt es sich beim Patienten jedoch um den ersten epileptischen Anfall, so sollte er möglichst umgehend einem Arzt vorgestellt bzw. ein Arzt herbeigerufen werden; es gilt nämlich möglichst rasch abzuklären, ob es sich hier um einen Gelegenheitsanfall handelt, dessen Ursache (z.B. akute Hirnblutung, Gehirnentzündung, Unterzuckerung) möglicherweise einer raschen Therapie bedarf, oder ob der Beginn einer chronischen Epilepsie vorliegt.

Dauert ein Grand-mal-Anfall oder eine seiner Varianten länger als 2–3 Minuten, so sollte versucht werden, das Anfallgeschehen akut zu unterbrechen. Am einfachsten geschieht dies mittels einer auch vom Laien anzuwendenden Rectiole, eines kleinen Klistiers, das ein krampflösendes Mittel enthält (in der Regel Diazepam), und dessen Verabreichung – durch den After in den Darm – meist dazu führt, daß das Anfallgeschehen innerhalb kürzester Zeit (meist nach 1 ½ bis 3 Minuten) unterbrochen wird. Die Angehörigen anfallkranker Patienten führen solche Rectiolen meist bei sich. Seit etwa 2 Jahren stehen auch „anfall-begrenzende Notfalltabletten“ zur Verfügung, die auch einem Bewußtlosen in den Mund (unter die Zunge oder zwischen Zahnreihe und Wange) geschoben werden können und die von der Schleimhaut in wenigen Sekunden resorbiert werden. Natürlich besteht für den Arzt auch die Möglichkeit, den Anfall durch die Injektion eines krampfhemmenden Mittels zu unterbrechen.

Droht ein Grand-mal-Status oder ist er bereits eingetreten, so liegt ein Notfall vor: Der Anfallkranke muß sofort in die nächste Klinik eingewiesen werden. Ein Status kleiner Anfälle ist nicht lebensbedrohlich und beinhaltet auch nicht die Gefahr einer zusätzlichen iktogenen Hirnschädigung; der durch den Status in seiner Handlungsfähigkeit beeinträchtigte Patient sollte aber selbstverständlich möglichst umgehend einem Arzt vorgestellt werden, damit auch dieses langdauernde Anfallgeschehen unterbrochen werden kann.

10.2. Kausale und symptomatische Behandlung

Wie bei jeder Erkrankung muß auch bei der Behandlung epileptischer Anfälle und der Epilepsien vor der Einleitung der Therapie geprüft werden, ob eine *kausale* Therapie möglich ist, d.h. ob die Ursache, die für die epileptischen Anfälle verantwortlich ist, therapeutisch angegangen werden kann.

Allerdings ist bei vielen – auch nicht-epileptischen – Erkrankungen tatsächlich nur eine *symptomatische Therapie* möglich oder ratsam – sei es, weil die Ursache unbekannt ist (z.B. Kopfschmerzen, für die trotz differenzierter klinischer und apparativer Untersuchungen keine Begründung gefunden werden konnte), sei es, weil die Ursache zwar bekannt ist, aber nicht beseitigt oder gemildert werden kann (z. B. Grippe), oder sei es, weil die Ursachen-Beseitigung einen ungleich schwerwiegenderen und möglicherweise gefährlicheren Eingriff darstellen würde als eine Behandlung nur des Symptoms (z. B. Einsatz eines Herzschrittmachers statt einer Herztransplantation bei behandlungsbedürftiger Herzrhythmus-Störung). Solche Überlegungen gelten auch für die Therapie der Epilepsien. Es wäre beispielsweise ein grober ärztlicher Kunstfehler, wenn eine fokale symptomatische Epilepsie aufgrund eines Hirntumors mit einem Medikament gegen epileptische Anfälle (möglicherweise vorübergehend erfolgreich) behandelt werden würde (symptomatische Therapie); in diesem Fall müßte selbstverständlich in erster Linie an die Beseitigung der „causa", der Ursache (also des Hirntumors), gedacht werden (kausale Therapie).

Im Hinblick auf die Epilepsietherapie muß allerdings festgehalten werden, daß die Mehrzahl der Epilepsien und epileptischen Syndrome kausal nicht angegangen werden kann und deshalb symptomatisch behandelt werden muß. Dies gilt insbesondere für die häufigen Residual- und für die vorwiegend genetisch bedingten (idiopathischen) Epilepsien. Aber auch wenn eine kausale Therapie nicht möglich ist, die Epilepsie-bedingende Ursache also nicht beseitigt werden kann, ist doch durch eine konsequente symptomatische Behandlung die Ausheilung der Epilepsie in vielen Fällen möglich. In jedem Einzelfall ist aber die Möglichkeit einer kausalen Therapie streng zu prüfen.

10.3. Langzeit-Behandlung

Die „klassische" Epilepsietherapie stellt die medikamentöse Langzeit-Behandlung dar, also die über Jahre erfolgende Einnahme anfallhemmender Medikamente mit dem Ziel, das Auftreten weiterer Anfälle zu verhindern oder zumindest ihre Häufigkeit und Intensität zu mildern.

Diese therapeutisch-prophylaktischen Bemühungen sind so alt wie die Epilepsie selbst. Bis zur Entdeckung des ersten objektiv wirksamen Epilepsie-Mittels, nämlich des Broms im Jahre 1857 durch den Geburtshelfer der englischen Königin Viktoria, Charles Locock, wurden unzählige Substanzen eingesetzt, um das weitere Auftreten von epileptischen Anfällen zu verhindern. Dabei wurden chemisch definierte Substanzen (wie Silber, Silbernitrat, Quecksilber, Kupfer, Zink, Blei) ebenso eingesetzt wie Produkte pflanzlicher Herkunft (z.B. Baldrian, Beifußwurzel, Tollkirsche, Mistel, Pfingstrosensamen und -blätter, Bilsenkraut) oder „Medikamente" aus dem Tierreich (Schwalben-, Tauben- oder Schildkrötenblut, Eingeweide junger Hunde, gerösteter Maulwurf, Hasenherz, Kamelhirn, Bibergeil, Hoden von Wildschweinen usw.).

Diese „Antiepileptica-Liste", die noch um viele Produkte erweitert werden könnte, zeigt in ihrer Vielzahl und Absurdität zum einen, daß es offensichtlich in früherer Zeit kein wirksames Mittel gegen epileptische Anfälle gab, zum anderen legt sie beredtes Zeugnis von der Not der Epilepsiekranken ab, die auch vor den ekelhaftesten und abstrusesten „Therapeutica" nicht zurückschreckten. Davon zeugt nicht zuletzt auch eine schriftlich überlieferte Bemerkung des zu seiner Zeit sehr anerkannten Arztes Aretaios von Kappadokien (um 200 n. Chr.), mit dem er den Brauch mancher Epilepsiekranker, nämlich das Blut hingerichteter Menschen zu trinken, kommentierte: „Oh ungeheure Not, die einen Menschen treibt, ein Übel durch eine üble Untat austreiben zu wollen!"

Zu diesen „medikamentösen Behandlungsversuchen" gesellten sich zu allen Zeiten mystische und abergläubische Praktiken, deren Anwendung auf den (Aber-)Glauben gründete, die Epilepsie sei ein von „Höheren Mächten" oder „Geistern, Hexen und Dämonen" auferlegtes Leiden. Im christlichen Mittelalter waren Opfergaben, Sühne, Gebet und Wallfahrten zu den Heiligen, die als „Fallsucht-Patrone" galten (insbesondere der Heilige Valentin), gängige Praxis.

Heute steht für die Langzeit-Therapie von Epilepsien eine breite Palette hochwirksamer Medikamente zur Verfügung.

Seit der Entdeckung des Broms wurden etwa zwanzig weitere antiepileptisch wirksame Substanzen entdeckt bzw. entwickelt, die bis heute Eingang in die Praxis der Epilepsie-Therapie gefunden haben. Dabei wurden die Antiepileptica, die in den ersten sieben Jahrzehnten des 20. Jahrhunderts entdeckt wurden und auch heute noch zu den wichtigsten Medikamenten in der Epilepsie-Therapie gehören, mehr oder weniger zufällig als anfallhemmende Substanzen entdeckt. Erst die neuesten Antiepileptica, die in den letzten Jahren Eingang in die Epilepsie-Behandlung gefunden haben, verdanken ihre Entwicklung teilweise den gewachsenen Erkenntnissen über die elektro-chemischen Vorgänge an epileptischen Neuronen; manches spricht dafür, daß solche quasi am Reißbrett der experimentell tätigen Epileptologen und Pharmakologen entwickelten „Design-Antiepileptica" in Zukunft die Behandlungschancen weiter verbessern werden.

Derzeit müssen aber immer noch die „altbewährten" Medikamente als das Fundament der medikamentösen Epilepsie-Therapie, als die *Antiepileptica der 1. Wahl* gelten: Phenobarbital und Primidon vor allem gegen Grand-mal-, in zweiter Linie auch gegen partial-komplexe Anfälle; Carbamazepin und Phenytoin insbesondere bei fokalen Anfällen, aber auch bei Grand-mal-Anfällen, besonders wenn es sich dabei um sekundär generalisierte Anfälle handelt; Ethosuximid und Valproat bei „kleinen" Anfällen, vor allem bei Absencen (Valproat ist zudem ein hervorragendes Mittel bei generalisierten idiopathischen Epilepsien mit Grand-mal-Anfällen; auch bei fokalen Anfällen kann es mit Aussicht auf Erfolg eingesetzt werden).

Unter den *Medikamenten der weiteren Wahl* sind sowohl solche aufzuführen, die – wie die Medikamente der 1. Wahl – schon seit Jahrzehnten bekannt sind (Brom, Mesuximid, Sultiam, Clobazam, Clonazepam), als auch die Antiepileptica der „jüngsten Generation", die etwa seit 1980 in Gebrauch sind: Vigabatrin, Lamotrigin, Tiagabin, Gabapentin, Topiramat, Felbamat, Levetiracetam. Für eine endgültige Beurteilung der neuen Antiepileptica ist die Anwendungszeit noch zu kurz. Es scheint sich aber abzuzeichnen, daß die neuen Wirksubstanzen zwar eine Bereicherung der Antiepileptica-Palette darstellen, daß es aber zu keiner prinzipiellen „Wachablösung" der bisherigen, gut wirksamen Antiepileptica kommen wird. (Unter den „neuen" Substanzen könnte es nach den bisherigen Erfahrungen am ehesten dem Lamotrigin gelingen, in naher Zukunft zu einem Medikament der 1. Wahl zu werden.)

Der Entschluß, eine Epilepsie eines Menschen medikamentös zu behandeln, ist nicht immer leicht; er bedeutet immerhin, daß über Jahre hinweg – in Ausnahmefällen ein ganzes Leben lang – anfallhemmende Medikamente eingenommen werden müssen. Die Indikation (Begründung) für eine solch eingreifende Maßnahme muß deshalb sehr sorgfältig erwogen werden; sie kann keine alleinige Entscheidung des Arztes, sondern muß das Ergebnis intensiver Gespräche zwischen Arzt, Patient und Angehörigen sein und darf nicht nur die Krankheit selbst, sondern muß die gesamte Lebenssituation des Patienten berücksichtigen.

Nicht jeder epileptische Anfall zieht sofort eine medikamentöse Langzeitbehandlung nach sich. Wir haben bereits erfahren, daß ein nicht unbeträchtlicher Teil der epileptischen Anfälle nur bei bestimmten Gelegenheiten auftritt (Okkasions- oder Gelegenheitsanfälle). Sind solche Gelegenheiten als anfallauslösendes Moment bekannt, so ist es sinnvoller zu versuchen, diese Situationen zu meiden bzw. konsequent zu bekämpfen, als eine antiepileptische Dauertherapie anzusetzen (z. B. Fieberkrämpfe bei Kindern, Anfälle bei Unterzuckerung oder alkoholbedingte Anfälle). Ähnliches gilt übrigens für Reflex-Anfälle.

Auch das Auftreten eines einzigen oder sehr weniger Anfälle während eines langen Zeitraums (Oligo-Epilepsie) braucht nicht unbedingt eine Langzeitbehandlung zur Folge zu haben. Der erstmals auftretende epileptische Anfall eines Menschen kann durchaus auch der einzige bleiben, in diesem Fall wäre eine sofort eingeleitete mehrjährige medikamentöse Therapie unnötig. Bezüglich einer Oligo-Epilepsie kann folgende Richtlinie hilfreich sein: Kommt es zu nicht mehr als zwei Anfällen pro Jahr, so kann auf eine medikamentöse Dauertherapie in der Regel verzichtet werden (wobei hier Anfälle mit deutlicher Ausgestaltung gemeint sind, z.B. Grand-mal-, partial-komplexe oder Halbseiten-Anfälle). Natürlich kann und muß es von dieser „Regel" Ausnahmen geben – für manche Menschen stellen bereits ein oder zwei Anfälle pro Jahr eine erhebliche psychosoziale Belastung dar, so daß man bei ihnen möglicherweise bereits bei einer geringeren Anfallfrequenz eine Dauerbehandlung einleitet. Treten Anfälle nur im Schlaf oder ausschließlich unmittelbar nach dem morgendlichen Erwachen auf, so können ggf. mehr als zwei Anfälle pro Jahr in Kauf genommen werden, bevor mit einer antiepileptischen Medikation begonnen wird. Dies gilt z.B. für die Rolando-Epilepsie mit ihren meist an den Schlaf gebundenen Anfällen (vor allem natürlich dann, wenn es sich dabei nicht um ausgestaltete bzw. langdauernde Anfälle handelt).

Ähnliches kann auch für sog. kleine Anfälle gelten, auch wenn sie tagsüber aus dem Wachen heraus auftreten. Insbesondere kleine Anfälle, die ohne Haltungsverlust und ohne Bewußtseinstrübung einhergehen und somit auch von der Umgebung des Patienten meist übersehen werden, brauchen nicht unbedingt einer Therapie zugeführt werden (z.B. milde elementar-fokale Anfälle, die sich nur in einer diskreten Zukkung oder Versteifung des Unterarms oder in einer kribbelnden Wange äußern). Andererseits benötigen wiederum „kleine" Anfälle, die zwar sehr erscheinungsarm, aber mit einer Einschränkung des Bewußtseins ablaufen (z.B. Absencen im Kindesalter) sehr frühzeitig eine konsequente Therapie: Zum einen deshalb, weil die Kinder während der Absence in Gefahr geraten können, zum anderen weil eine Absence-Epilepsie, die nicht rasch sachgerecht und konsequent behandelt wird, „entgleisen" kann: Die Anfälle häufen sich, Grand-mal-Anfälle treten möglicherweise hinzu, die mentale Entwicklung kann Einbußen erleiden.

Allerdings gibt es auch Anfälle, nach deren erstmaligem Auftreten ein sofortiger Therapiebeginn sinnvoll sein kann, z.B. wenn ein erster Grand-mal-Anfall als epileptischer Status auftritt oder ein Halbseitenanfall, der von einer vorübergehenden Lähmung gefolgt ist; ebenso verhält es sich mit Anfällen, die – im Wiederholungsfall – die berufliche oder gesellschaftliche Situation des Patienten in große Gefahr bringen würden (z. B. öffentlich agierende Politiker oder Künstler).

10.4. Behandlungsziel, Behandlungserfolg

Das Ziel der medikamentösen Epilepsie-Behandlung lautet stets: Anfallfreiheit mit einem gut verträglichen Antiepilepticum ohne Beeinträchtigung der körperlichen und psychischen Leistungsfähigkeit des Patienten.

Eine optimale Behandlungsführung seitens des Arztes und eine optimale Motivation und Therapie-Treue (Compliance) beim Patienten vorausgesetzt, läßt sich heute dieses Ziel – in unterschiedlicher Verteilung auf die einzelnen Epilepsieformen – bei etwas mehr als der Hälfte aller Epilepsien erreichen. Diese statistische Aussage hilft allerdings im Einzelfall recht wenig – z. B. wenn der Patient etwas über seine eigenen Behandlungsaussichten erfahren will. Es gibt Epilepsien, die heute mit einer „Erfolgsaussicht" von über 90 % behandelt werden können (z. B. Pyknolepsie); auf der anderen Seite gibt es Epilepsieformen, deren Chancen für eine erfolgreiche Behandlung deutlich unter 50 % liegen (z. B. West-Syndrom). Geht die klinische Anfallfreiheit auch mit einer EEG-Sanierung (konstantes Verschwinden fokaler oder generalisierter hypersynchroner Potentiale) einher, besteht eine gute Chance, daß die Epilepsie nach einigen Jahren nicht mehr therapiebedürftig, d. h. ausgeheilt sein wird.

Bei etwa 30–40 % der Epilepsiekranken ist nur ein therapeutischer Teilerfolg möglich. Dieser kann sich in einer Senkung der Anfallfrequenz oder Verminderung der Anfallintensität ausdrücken, oder es gelingt bei einer Epilepsie mit kleinen und Grand-mal-Anfällen, zumindest die großen Anfälle zu beseitigen. In solchen Fällen mit partieller Therapieresistenz (unvollkommenes Ansprechen auf die Medikation) kann der Teilerfolg der Behandlung trotzdem entscheidend zu einer Verbesserung der medizinischen und sozialen Situation des Kranken beitragen.

Bei 10–20 % der anfallkranken Patienten ist keine signifikante Besserung der Anfälle durch Medikamente zu erreichen, bzw. die Verbesserung der Anfallsituation kann nur unter Inkaufnahme erheblicher Nebenwirkungen erreicht werden. In diesen Fällen kann man sich – wenn auch keine epilepsiechirurgische Maßnahme möglich erscheint (s. u.) – auf eine medikamentöse Minimaltherapie beschränken, um z.B. bei kleinen Anfällen das Hinzutreten von Grand-mal-Anfällen oder die Entwicklung eines Status epilepticus zu verhindern.

10.5. Praktische Durchführung einer Langzeit-Therapie

Es gibt kein anfallhemmendes Medikament, das in der Dauertherapie alle Formen epileptischer Anfälle gleichermaßen gut beeinflußt. Deshalb muß die Medikamentenwahl sehr individuell, „ganz fallbezogen" erfolgen. Hinzu kommt, daß auch bei scheinbar gleicher Epilepsieform, gleichem Krankheitsverlauf und gleichen Voraussetzungen bei dem einen Patienten das verordnete Medikament Erfolg bringt, beim anderen aber nicht; jeder Mensch ist ein „Individuum" und letztlich in seinen Entwicklungen und in seinen physischen und psychischen Reaktionen nicht voraussehbar. Die Wahl des Antiepilepticums richtet sich zunächst nach dem Anfalltyp und dem EEG-Befund. Im weiteren Krankheits- und Therapieverlauf kommen als weitere bestimmende Faktoren Wirkung und Nebenwirkungen des ausgewählten Medikaments hinzu, die bei verschiedenen Patienten sehr unterschiedlich ausfallen können. Prinzipiell gilt, daß der behandelnde Arzt den unerwünschten Wirkungen eines Medikaments genausoviel Augenmerk schenken muß wie der erhofften Wirkung!

In der medikamentösen Therapie der Epilepsien hat die „Monotherapie" eindeutig Vorrang vor der „Polytherapie", es sollte also zunächst versucht werden, Anfallfreiheit mit einem einzigen Medikament zu erzielen (Monotherapie). Sollte das erstgewählte Medikament nicht zum gewünschten Erfolg führen oder unverträglich sein, so sollte an seiner Stelle das nächste Medikament aus der Gruppe der „Medikamente der

1. Wahl" eingesetzt werden. Erst wenn es nicht gelingt, mit einem Medikament allein die Anfälle befriedigend „einzustellen", wird der Arzt eine Kombinationsbehandlung mit zwei oder – in Ausnahmefällen – gar drei Medikamenten versuchen (Polytherapie).

Die notwendige Dauer der antiepileptischen Therapie nach erzielter Anfallfreiheit ist vor allem von der Epilepsieform des Patienten abhängig. Durchschnittlich wird die Behandlung nach Sistieren der Anfälle 3–5 Jahre weitergeführt. Es gibt durchaus Epilepsien, bei denen im günstigen Fall die Medikation bereits nach 2–3 Jahren abgesetzt werden kann (z.B. Pyknolepsie und Rolando-Epilepsie). Andererseits gibt es Epilepsieverläufe, bei denen die Behandlungsdauer selbst bei erzielter Anfallfreiheit auf 5–10 und mehr Jahre verlängert werden muß (z.B. bei der juvenilen myoklonischen Epilepsie oder bei einer Aufwach-Grand-mal-Epilepsie).

Bei der Frage nach der Möglichkeit einer Reduzierung oder eines Absetzens der anfallhemmenden Medikamente nach mehrjähriger Anfallfreiheit kommt dem EEG, aber auch der psychosozialen Situation des Patienten eine entscheidende Bedeutung zu: „Entscheidende Lebensphasen" (z.B. Prüfungen, Schul- oder Berufswechsel, Heirat) sollten bezüglich einer Medikamenten-Reduzierung möglichst ausgespart werden. Die Absetzphase der Medikation erstreckt sich über einen langen Zeitraum; während die „Einschleichphase" meist wenige Wochen in Anspruch nimmt, dauert die „Ausschleichphase" viele Monate, nicht selten 1–1 ½ Jahre.

10.6. Nebenwirkungen

Antiepileptica werden von den Patienten überwiegend gut oder mit nur geringfügigen Nebenwirkungen vertragen. In Einzelfällen können diese Nebenwirkungen aber deutlich und subjektiv sehr unangenehm sein und müssen dann ggf. zum Absetzen der Medikation (evtl. trotz erzielter Anfallfreiheit!) führen.

Manche Medikamente zeigen ihre hauptsächlichen Nebenwirkungen im körperlichen Bereich (z.B. Haarausfall, Gewichtszunahme, Zahnfleischwucherung), andere eher auf psychischem Gebiet (z.B. Müdigkeit, Unruhe, Aggressivität). Psychische Nebenwirkungen werden mitunter eher von der Umgebung des Patienten als von ihm selbst wahrgenommen, z.B. wenn es sich um Umtriebigkeit, Mißstimmungen oder Aggression handelt.

Ein Teil der Nebenwirkungen ist äußerlich zunächst nicht erkennbar, sondern offenbart sich erst bei bestimmten laborchemischen Untersuchungen (z.B. Blutbildveränderungen, Leberschaden, Nierenstörungen). Erst wenn diese Nebenwirkungen über längere Zeit (unerkannt) bestehen bleiben, kommt es auch zu sichtbaren „äußeren“ Erscheinungen. Aus diesem Grund sind bei Personen, die unter einer medikamentösen Dauertherapie stehen, nicht nur regelmäßig klinisch-ärztliche, sondern auch laborchemische Untersuchungen unbedingt erforderlich. Es soll aber nochmals festgehalten werden, daß ein Absetzen der Medikation wegen Unverträglichkeit der Substanz eher selten ist. Viel häufiger müssen Antiepileptica in der Praxis wegen ungenügender Wirkung oder gar Wirkungslosigkeit abgesetzt werden.

Von *Überdosierungserscheinungen*, die nicht immer mit Nebenwirkungen gleichzusetzen sind, spricht man dann, wenn es zu Unverträglichkeiten wegen einer zu hohen Medikamentendosis kommt. Nebenwirkungen dagegen *können*, müssen aber nicht dosisabhängig sein; sie sind häufig substanzabhängig.

10.7. Die chirurgische Epilepsie-Therapie

In den letzten Jahren hat die operative Epilepsiebehandlung, die Epilepsie-Chirurgie, bedeutende Fortschritte erzielt. Diese erfreuliche Entwicklung ist nicht denkbar ohne die modernen Erkenntnisse über das neuro- und pathophysiologische Geschehen im zentralen Nervensystem. Sie ist aber genauso wenig denkbar ohne die Entwicklung der computergestützten EEG-Diagnostik, ohne die revolutionären Verbesserungen in der bildgebenden Diagnostik und ohne die Fortschritte in den mikrochirurgischen Operationstechniken.

Nach wie vor stellt jedoch die konservative medikamentöse Therapie das Fundament jeglicher Epilepsiebehandlung dar. Bei Patienten jedoch, deren Epilepsie als therapieresistent bezeichnet werden muß, deren Anfälle also trotz sachgerecht eingesetzter und bewährter Medikamente nicht auf ein erträgliches Maß zu reduzieren sind, muß prinzipiell nach einer möglichen operativen Therapie gefragt werden.

Aber: Bei weitem nicht alle Epilepsien sind einer operativen Behandlung zugänglich. Natürlich ist ein operativer Eingriff, d.h. die Entfernung epileptogenen Gewebes, nur dann sinnvoll, wenn die epileptischen Anfälle des Patienten lediglich von einer umschriebenen Stelle im Gehirn, also von einem objektivierbaren begrenzten Ursprungsort ihren Ausgang nehmen. Liegt eine primär generalisierte Epilepsie vor, bei der bereits zu Beginn des Anfallgeschehens das gesamte Gehirn – zumindest aber sich entsprechende Gehirnpartien beider Hemisphären – vom Anfallgeschehen ergriffen sind, so kommt, nach heutigen Erkenntnissen, ein epilepsiechirurgischer Eingriff nicht in Frage. (Auf seltene mögliche Ausnahmen, z.B. Callosotomie [Balkendurchtrennung] bei generalisierten Sturzanfällen, soll hier nicht näher eingegangen werden.)

Ein epilepsiechirurgischer Eingriff kommt prinzipiell nur unter folgenden Voraussetzungen in Frage:

- Es liegt eine fokale Epilepsie vor.
- Bei eingehenden, mehrfach wiederholten Untersuchungen muß sich herausstellen, daß alle Anfälle des Patienten immer von derselben Stelle im Gehirn ihren Ausgang nehmen. Es darf sich also nicht um eine Epilepsie mit „mehreren Herden“ handeln.
- Eine befriedigende Behandlung mit Medikamenten gelingt nicht.
- Die Anfälle führen zu einer entscheidenden Verschlechterung der Lebensqualität des Patienten – oder anders ausgedrückt: Die Beseitigung der Anfälle würde zu einer entscheidenden Verbesserung der Lebenssituation des Patienten führen.
- Das Risiko eines „Defekts“ durch den operativen Eingriff muß gering sein.

- Der Patient (und ggf. seine Angehörigen, z.B. bei Kindern!) wünscht die Operation nachdrücklich.

Besonders aus den ersten beiden Punkten wird deutlich, daß der EEG-Diagnostik vor einem möglichen operativen Eingriff eine entscheidende Bedeutung zukommt. In sehr aufwendigen, technisch hochkomplizierten EEG-Ableitungen, bei denen gelegentlich auch Elektroden direkt auf dem oder im Gehirn plaziert werden (Invasiv-Ableitung), muß versucht werden, den Ausgangspunkt des epileptischen Geschehens exakt zu lokalisieren. Diese Lokalisation gelingt am besten, wenn während der Invasiv-Ableitung möglichst viele Anfälle mit dem EEG aufgezeichnet und dokumentiert werden können. Dabei kann es erforderlich werden, Anfälle durch „Absetzen" der antiepileptischen Therapie zu provozieren.

Während es mit der EEG-Diagnostik in vielen Fällen gelingt, den epileptogenen Herd, also den Ort der gestörten Gehirn-*Funktion,* aufzuspüren, sind die strukturgebenden Verfahren in den letzten Jahren immer besser in der Lage, den Störherd *bildlich* (strukturell) darzustellen. Je präziser EEG-Untersuchungen und bildgebende Verfahren den epileptogenen Herd anzuzeigen vermögen, und je mehr diese beiden Untersuchungstechniken in ihrer diagnostischen Aussage übereinstimmen, desto exakter – und erfolgreicher – kann der Neurochirurg operativ an den „Focus" herangehen.

Aber: Nicht jeder einwandfrei erkennbare epileptogene Herd ist auch wirklich operabel. Sitzt der Ursprungsort des epileptischen Geschehens mitten in einem lebenswichtigen Hirnzentrum oder würde die Entfernung des epileptogenen Hirngewebes zu einem erheblichen neurologischen, psychischen oder sprachlichen Defekt führen, so muß der Eingriff selbstverständlich unterbleiben. Unter Berücksichtigung all dieser Prämissen können heute etwa 3–5 % aller Epilepsiekranken als „potentielle Operationskandidaten" angesehen werden. Betrachtet man nur die Patienten mit therapieresistenter Epilepsie, so kommen derzeit etwa 10% von ihnen für eine Operation in Frage.

Die Erfolgsaussichten eines indizierten epilepsie-chirurgischen Eingriffs nach vorausgegangener sorgfältiger prächirurgischer Diagnostik liegen heute – je nach Epilepsieform und Lokalisation – zwischen 50 und 90 %.

Unter *funktioneller* Epilepsie-Chirurgie versteht man einen operativen Eingriff, der nicht in erster Linie der Entfernung eines Tumors, eines Abszesses, einer Fehlbildung o.ä. dient, sondern der Entfernung des pathologischen (funktionsgestörten) Gewebes, das als epileptogen erkannt wurde (auch wenn die strukturgebenden Untersuchungen keinen oder nur einen geringfügigen Befund ergeben haben, der per se – ohne epileptische Anfälle – keine operative Behandlung notwendig gemacht hätte).

Eine Alternative zum epilepsie-chirurgischen Eingriff im Gehirn kann in ausgewählten Fällen die sog. *Nervus-Vagus-Stimulation* darstellen. Bei dieser Behandlungsmethode wird mit Hilfe eines unter der Haut eingepflanzten Schrittmachers (vergleichbar einem „Herzschrittmacher") der Vagus-Nerv (der vom Gehirn zu allen lebenswichtigen Organen führt) in regelmäßiger Folge für eine kurze Zeit stimuliert („gereizt") – z.B. alle 5 Minuten für 30 Sekunden. Diese Vagus-Stimulation, deren Intensität und Dauer mit Hilfe eines Magneten „von außen" variiert werden kann, vermag in manchen Fällen die Anfallbereitschaft eines Patienten herabzusetzen und so die Anfallsituation zu verbessern.

10.8. Alternativbehandlung und Außenseitermethoden

Alternative Therapiemaßnahmen sind solche, die an Stelle der allgemein üblichen und anerkannten Behandlung (insbesondere medikamentöse und epilepsie-chirurgische Therapie) oder zusätzlich zu ihr eingesetzt werden. Mit der „Alternativ-Medizin" hofft man zum einen, bei Versagen der „Schulmedizin" doch noch eine therapeutische Hilfe bringen zu können, zum anderen, tatsächliche oder vermutete Nebenwirkungen der medikamentösen Behandlung zu vermeiden.

Allerdings: Es gibt derzeit keine alternative Behandlungsmethode bei Epilepsien, die den herkömmlichen Therapiemöglichkeiten gleichwertig oder gar überlegen wäre – das gilt sowohl für die *Homöopathie* als auch für die *Akupunktur* oder die *Bio-feed-back-Methode*, bei der der Patient lernen soll, sich ankündigende Anfälle durch Selbstkontrolle und eingeübte Verfahren (vor allem im psycho-intellektuellen Bereich) zu unterdrücken. (Diese Behandlungsmethode kann in ausgewählten Fällen bei kooperativen Patienten allenfalls als unterstützende Maßnahme bei gleichzeitiger medikamentöser Therapie angesehen werden.)

„Klassische" *psychotherapeutische Maßnahmen* sind als eigentliche „Epilepsie-Behandlung" nicht geeignet; ihre Bedeutung zur Bewältigung psychischer Probleme bei Epilepsie-Patienten ist dagegen unbestritten.

Die sog. *ketogene Diät*, die schon vor über 70 Jahren erstmals systematisch als anfallhemmende Maßnahme eingesetzt wurde, hat in den letzten Jahren eine gewisse Renaissance erfahren. Diese Diät ist extrem fettreich und führt zu einer (prinzipiell anfallhemmenden) Übersäuerung („Ketose") des Blutes. Die Diät kann in Ausnahmefällen tatsächlich zu einer Besserung der Anfallsituation führen. Allerdings ist diese spezielle Kost bzgl. Zubereitung und Handhabung recht kompliziert und in ihrer Einseitigkeit medizinisch nicht unbedenklich. Hinzu kommt, daß sie vom Patienten nach längerer Anwendung nicht selten abgelehnt wird. Die ketogene Diät ist insgesamt schwierig zu handhaben und benötigt zur Einstellung und Überwachung den Spezialisten.

Von der Alternativbehandlung sind *Außenseitermethoden* abzugrenzen. Dabei handelt es sich um wissenschaftlich nicht nachprüfbare oder gar widerlegte, gelegentlich auch unseriöse Praktiken, die immer wieder auch bei Epilepsie-Patienten zum Einsatz kommen; u.a. sind derzeit besonders beliebt: Frisch- und Trockenzellen, Magnetisierungs-, Elektrisier- und Ausleitungsmethoden, Bio-Resonanz-Verfahren, unkontrollierte Gabe von Vitaminpräparaten, Bach-Blüten und andere Pflanzenzubereitungen. Als Epilepsie-„Behandlung" sind solche Maßnahmen abzulehnen.

Geradezu gefährlich werden Außenseitermethoden dann, wenn sie mit der Empfehlung des „Therapeuten" einhergehen, die schulmedizinischen Medikamente abzusetzen. Das Weglassen der über längere Zeit eingenommenen Antiepileptica – insbesondere, wenn das Absetzen plötzlich erfolgt! – kann zu einer schlagartigen Zunahme der epileptischen Anfälle führen, bis hin zur Entwicklung eines lebensbedrohlichen Grand-mal-Status!

10.9. „Lebensführung" – eigenverantwortliche Maßnahmen

Die Behandlung einer Krankheit darf und kann sich nicht in der Verordnung von Medikamenten oder in einem operativen Eingriff erschöpfen. Jeder Patient kann auch selbst etwas zur Besserung seines Leidens beitragen, kann die ärztlich-medizinischen Maßnahmen wesentlich unterstützen. Dies trifft nicht zuletzt auf chronische Erkrankungen zu, also auch auf die Epilepsie.

Eine solche „Mit-Therapie" durch den Patienten setzt aber zunächst voraus, daß der Patient seine Krankheit annimmt, sie nicht verleugnet. Diese notwendige Akzeptanz bedeutet nicht Resignation, sondern stellt vielmehr eine Aufforderung, eine Motivation dar, zusammen mit dem Arzt den bestmöglichen Therapieweg zu suchen. Die Akzeptanz muß eine sog. Compliance zur Folge haben, also eine zuverlässige Befolgung der ärztlichen Anweisungen („Patienten-Treue"). Dies wiederum setzt eine solide Vertrauensbasis zwischen Arzt und Patient voraus. Eine gute Compliance des Epilepsie-Patienten wird z. B. konkret sichtbar in der regelmäßigen Einnahme der Medikamente, der Einhaltung der Kontrolltermine beim Arzt, in der sorgfältigen Führung eines Anfallkalenders (unter Anleitung des Arztes).

Neben der auf Akzeptanz und Vertrauen beruhenden Compliance gehört als weiterer Beitrag des Patienten zur Therapie die Vermeidung anfallbegünstigender Situationen. Dies bezieht sich sowohl auf unspezifische Faktoren als auch auf spezifische Auslösungsmechanismen, wie sie bereits bei den Reflex-Anfällen besprochen wurden.

Unter den *unspezifischen Faktoren* kommen dem Schlafmangel bzw. Schlafentzug und – im Jugendlichen- und Erwachsenenalter – dem unvernünftigen Umgang mit Alkohol die größte Bedeutung zu. Nicht alle Epilepsieformen sind für diese potentiellen Auslösefaktoren gleich sensibel; vor allem die generalisierten idiopathischen Epilepsien (z. B. juvenile myoklonische Epilepsie oder Aufwach-Grand-mal-Epilepsie) zeigen hier eine besondere Anfälligkeit.

Demgegenüber sind andere unspezifische Faktoren als potentielle Anfallauslöser im Alltag weniger bedeutsam, im Einzelfall aber durchaus zu diskutieren: Zufuhr abnormer Flüssigkeitsmengen, rascher klimatischer Wechsel, ungünstige meteorologische Einflüsse, große Höhe. (Eine Höhe ab 3000 Meter ü. d. M. kann bei entsprechender Veranlagung das Auftreten von Anfällen begünstigen [Bergwandern!]; in den modernen Jets entsprechen die Druck- und Sauerstoffverhältnisse etwa einer Höhe von 2000 Meter ü. d. M.; die Urlaubsreise im modernen Düsenflugzeug stellt also für den anfallkranken Menschen keine zusätzliche gefährliche, d. h. anfallauslösende Situation dar.) Entgegen einer weitverbreiteten Meinung kommen einzelnen Mondphasen keine anfallbegünstigende Wirkung zu!

Ein wiederum wichtiges Moment bezüglich möglicher Anfallauslösung stellt die extreme körperliche Belastung dar. Sport bis zur körperlichen Erschöpfung (Leistungssport) oder schwerste körperliche Arbeit ohne Ruhepausen können bei entsprechender Veranlagung zur Senkung der „Krampfschwelle" und zum Auftreten eines Anfalls führen. Auch extreme psychische Belastung, deren Vermeidung mitunter deutlich schwieriger ist als die einer körperlichen Überanstrengung, kann einen Anfall begünstigen. Dies sollte, soweit möglich, im Alltag Berücksichtigung finden.

Unter den Reflex-Anfällen kommt besonders den durch optische Reize („Flackerlicht") ausgelösten Anfällen – schon auf Grund ihrer Häufigkeit – eine besondere Bedeutung zu. Eine vermutete oder nachgewiesene Fotosensibilität bedarf im Alltag einer besonderen Beachtung. Da bei manchen fotosensiblen Patienten bereits das „Flackerlicht" eines Fernsehapparates epileptische Anfälle auslösen kann („Fernseh-Epilepsie"), wird der Arzt dem Patienten ggf. empfehlen, eine sog. Fernsehhygiene zu praktizieren; dies bedeutet vor allem: „Vernünftiger“ (nicht endloser) Fernsehkonsum, einen Sitzplatz nicht zu nahe vor dem Fernsehgerät, genügend heller (nicht abgedunkelter) Fernsehraum, keine zu grellen Kontraste auf dem Monitor, kein Fernsehen bei Müdigkeit. Neben dem Fernsehen können – bei entsprechender Disposition – vor allem Lichtorgeln („Disco-Anfall“) und „Computerspiele“ an Monitoren („Spielothek-Anfall“) Anfälle auslösen. Hier müssen im Bedarfsfall entsprechende Strategien im Umgang mit den jeweiligen Auslösemechanismen entwickelt werden, die ggf. bis zu einem völligen Vermeiden der entsprechenden Situation führen müssen. Mitunter kann die Benützung einer Brille mit getönten Gläsern sinnvoll sein, dabei sollten möglichst polarisierende Gläser eingesetzt werden, da Licht, das nur in einer einzigen Ebene schwingt, offensichtlich weniger in der Lage ist, bei fotosensiblen Menschen Anfälle zu provozieren.

11. Prognose

Neben der Ursache einer Epilepsie interessiert den Patienten und seine Angehörigen in erster Linie der voraussichtliche Krankheitsverlauf, seine Behandlungs- und die Heilungschancen – also die Prognose der Krankheit.

Bei vielen Epilepsiekrankheiten sind die epileptischen Anfälle selbst das zentrale Problem. Ihre Intensität, Häufigkeit und therapeutische Beeinflußbarkeit bestimmen somit entscheidend die Prognose der Erkrankung. Andererseits gibt es Epilepsien, bei denen die Anfälle ein zwar vordergründiges und beunruhigendes Symptom, im Rahmen einer schweren Grundkrankheit aber nur ein relativ bedeutungsarmes Phänomen darstellen, da ggf. irreversible neurologische oder psychische Störungen für das Lebensschicksal dieses Patienten entscheidend sind.

Hieraus ergibt sich, daß prognostische Aussagen nicht nur allein im Hinblick auf die epileptischen Anfälle bedeutungsvoll sind; es gilt, die *Gesamtprognose* im Auge zu behalten. Eine unbeeinflußbare neuropsychische Behinderung ist für die Gesamtprognose des Patienten viel entscheidender als die gleichzeitig bestehende Epilepsie, die evtl. erscheinungsarm verläuft oder gar medikamentös völlig beherrscht werden kann.

Zum anderen existieren zahlreiche Epilepsieformen, bei denen die epileptischen Anfälle die einzigen Krankheitssymptome darstellen oder bei denen andere, gering ausgeprägte neurologische oder psychische Störungen nicht ins Gewicht fallen. Bei diesen Patienten ist die Gesamtprognose primär von der Prognose der epileptischen Anfälle abhängig. Hier sind vor allem die idiopathischen Epilepsien zu erwähnen: Pyknolepsie, juvenile myoklonische Epilepsie, Aufwach-Grand-mal-Epilepsie oder Rolando-Epilepsie. Diese Epilepsieformen haben beispielsweise eine günstige Gesamtprognose, da ihre Anfälle meist gut zu behandeln sind (z. B. Pyknolepsie) bzw. eine große spontane Ausheilungstendenz haben (z. B. Rolando-Epilepsie). Gelingt es aber nicht, die Anfälle bei diesen vergleichsweise günstig verlaufenden Epilepsien medikamentös in den Griff zu bekommen, dann kann sich auch die Prognose bezüglich der psychischen Entwicklung verdüstern (z. B. Pyknolepsie oder Aufwach-Grand-mal-Epilepsie).

Anders verhält es sich bei manchen symptomatischen oder kryptogenen Epilepsien. Beim West- oder Lennox-Gastaut-Syndrom beispielsweise ist die Gesamtprognose hauptsächlich von der primären cerebralen Störung abhängig und in den meisten Fällen bezüglich der neuropsychischen Entwicklung leider ungünstig, selbst wenn es gelingt, die epileptischen Anfälle befriedigend einzustellen. Eine besonders ungünstige Gesamtprognose muß dann gestellt werden, wenn die Epilepsie Symptom einer prozeßhaften Grunderkrankung ist („Prozeß-Epilepsie"), beispielsweise bei einem bösartigen Hirntumor. Bei einer derartigen Grunderkrankung muß die Gesamtprognose auch dann sehr pessimistisch ausfallen, wenn es gelingt, die Anfälle medikamentös für lange Zeit befriedigend einzustellen.

In der folgenden Tabelle sind die wichtigsten Faktoren aufgeführt, die die Gesamtprognose einer Epilepsie entscheidend beeinflussen können.

Prognostischer Faktor	Günstig	Ungünstig
Epilepsiebeginn	nach dem 4. Lebensjahr; sog. Spät-Epilepsien (nach dem 50. Lebensjahr)	vor dem 2. Lebensjahr
Anfallformen	pyknoleptische Absencen, impulsiv-myoklonische Anfälle; Anfälle im Rahmen einer Rolando-Epilepsie	BNS-Anfälle, tonische Anfälle, partial-komplexe Anfälle, Kombination von mehreren Anfall-Typen (> 2); Status epilepticus
Ansprechen auf die antiepileptische Therapie	promptes Ansprechen auf Monotherapie, monatelange anfallfreie Intervalle	trotz optimaler Therapie keine längeren anfallfreien Intervalle

Prognostischer Faktor	Günstig	Ungünstig
Ätiologie	idiopathisch (s. Text)	symptomatisch/ kryptogen (mit schwerer diffuser Hirnschädigung); prozeßhafte Grunderkrankung
neuropsychische Auffälligkeiten vor bzw. zu Beginn der Epilepsie	keine Auffälligkeiten oder nur geringfügige Befunde	deutliche neurologische und/oder psychische Störungen, Entwicklungsrückstand
EEG		
– Grundaktivität	altersgerecht oder nur leicht verändert	deutliche Allgemeinveränderung (z. B. Verlangsamung)
– hypersynchrone Potentiale	organisiert (z. B. 3/sec-Spike-wave-Muster), zentrotemporaler Focus	desorganisiert, multifokal (lokalisatorisch inkonstant, „mehrere Herde“)
MRT-Befund	altersgerecht bzw. kein tiefgreifender Befund	grobe Veränderungen

Gesamtprognose bei Epilepsien

Die Epilepsie ist prinzipiell keine „Krankheit zum Tode“, sie setzt nicht grundsätzlich die Lebenserwartung des betroffenen Menschen herab. Und trotzdem ist die Lebenserwartung Epilepsiekranker statistisch gesehen etwas kürzer als die gesunder Menschen. Nach einigen Forschungsergebnissen ist die Mortalität („Sterberate“: Zahl der Todesfälle in einem bestimmten Zeitraum, bezogen auf die Gesamtbevölkerung) etwa 1,8 mal größer als in der Allgemeinbevölkerung. Worauf ist dies zurückzuführen?

- *Grunderkrankung:* Es wurde schon mehrfach darauf hingewiesen, daß dem epileptischen Anfall und somit auch den Epilepsien der Charakter eines Symptoms zukommt, also eines Krankheitszeichens einer bestimmten Grunderkrankung. Je nach Art und Schweregrad kann sich eine solche Primärerkrankung in seltenen Fällen lebensverkürzend auswirken. Bösartige Hirntumoren, prozeßhaft verlaufende Stoffwechselstörungen, degenerative cerebrale Erkrankungen oder schwerwiegende cerebrale Fehlbildungen (die verschiedene Funktionsbereiche des Gehirns beeinträchtigen) führen häufig zu einer (symptomatischen) Epilepsie und können auf Grund ihrer tiefgreifenden Störung zu einem vorzeitigen Tod führen. Selbstverständlich sind aber die meisten Epilepsien nicht Symptom einer solchen schwerverlaufenden Erkrankung.

- *Anfallgeschehen:* Der Tod als direkte Auswirkung des epileptischen Anfalls ist wegen der heutigen Behandlungsmöglichkeiten selten. Am häufigsten ereignet er sich im Rahmen eines Grand-mal-Status; dessen Letalität (Sterblichkeit: Zahl der Todesfälle im Verhältnis zur Zahl der Grand-mal-Staten) hängt von zahlreichen Faktoren ab (Grunderkrankung, Allgemeinzustand des Patienten, Dauer des Status, Art der Akuttherapie); sie beträgt nach unterschiedlichen Studien zwischen 5 und 25 %.
  Als Todesursache kommen dabei insbesondere Herzrhythmusstörungen, Störung der Atmungsvorgänge, Hirnödem (Hirnschwellung), Hypoxie (Sauerstoffmangel) und Azidose (Übersäuerung) in Betracht. Auch nach Beendigung des Status stellen hypoxaemische Hirnschäden, cardio-respiratorische Störungen (Herz-Lungen-Komplikationen), Leberversagen und Gerinnungsstörungen noch eine Gefahr für den Patienten dar. Der Petit-mal-Status und der Status fokaler Anfälle stellen keine lebensbedrohlichen Ereignisse dar.
  Man nimmt heute an, daß in sehr seltenen Fällen auch undramatische Anfälle den Tod des Patienten direkt herbeiführen können – z.B. dann, wenn das Reizleitungssystem des Herzens in das Anfallgeschehen einbezogen ist und es so im Rahmen eines epileptischen Anfalls zu einem Herzstillstand kommen kann.
- *Unmittelbare Folgen des Anfalls:* In bestimmten Situationen können auch vergleichsweise milde Anfälle eine Lebensgefahr heraufbeschwören: Sturz aus der Höhe, Ertrinken beim Schwimmen (oder in der Badewanne), Hirnkontusion

(Hirn-Quetschung) oder Hirnblutung durch den Sturz auf harten Untergrund, Ersticken durch Verlegung der Atemwege, Verlust des Orientierungsvermögens im Straßenverkehr.

- *Plötzlicher unerklärlicher Tod:* Nicht immer läßt sich die Todesursache bei epilepsiekranken Menschen exakt feststellen. Gelegentlich kommt es zu einem unerwarteten, unerklärlichen Tod des Epilepsie-Patienten, in der Fachliteratur spricht man von SUDEP (Sudden-Unexplained-Death-in-Epilepsy). Die Wahrscheinlichkeit für einen Epilepsie-Patienten, einem SUDEP zu erliegen, beträgt – nach sehr unterschiedlichen Untersuchungen – etwa 1:200–800 (d.h. von 200–800 Epilepsie-Patienten erleidet durchschnittlich einer einen SUDEP).
- *Epilepsie und Suicid:* Mehrere Untersuchungen belegen, daß die Rate der Selbsttötungsversuche bei anfallkranken Menschen etwa 5mal, die der vollendeten Suicide 3–4mal höher ist als in der Durchschnittsbevölkerung. Verzweiflung über eine therapieresistente Epilepsie, soziale Zurückweisung, Partnerschaftsprobleme und gleichzeitig bestehende psychische Störungen mögen vor allem für die erhöhte Suicidrate verantwortlich sein. Eine erfolgreiche Anfallbehandlung und eine zufriedenstellende soziale Integration sind die beste Prophylaxe für dieses Gefahrenmoment. (Suicidversuche bei Epilepsie-Patienten werden häufig mit einer Überdosierung der verordneten Medikamente gegen Epilepsie durchgeführt; dies muß der Arzt ggf. bei der Verordnungsweise berücksichtigen.)

12. Psychosoziale Auswirkungen

12.1. Epilepsie – Krankheit oder Behinderung?

Jede Krankheit beinhaltet neben ihrer medizinischen Problematik auch ein psychosoziales Moment, denn jede Krankheit hat Auswirkungen auf die seelische Befindlichkeit und den sozialen Bereich des Patienten; dies gilt insbesondere für chronische Erkrankungen, aber auch für Behinderungen. Ist nun die Epilepsie „nur" eine chronische Erkrankung oder ist sie Behinderung?

Wenn man davon ausgeht, daß ein wesentliches Merkmal von Behinderung darin besteht, daß durch sie die Eingliederung in die Bildungsinstitutionen (Schulen), in die Berufs- und Arbeitswelt, in die gesellschaftlichen Strukturen und in die Familie beeinträchtigt oder bedroht ist, so kommt vielen Epilepsien auch das Moment einer Behinderung zu. Aus dieser „Doppeleigenschaft" der Epilepsie – Krankheit *und* Behinderung – erwachsen zwei Ansprüche: Der Wunsch nach Behandlung und möglichst Heilung auf der einen und der nach (Re-)Habilitation auf der anderen Seite.

12.2. Die familiäre Situation

(Re-)Habilitation als Maßnahme der (Wieder-)Eingliederung in die sozialen Bezüge beginnt bereits in der Familie. Auch in dieser kleinsten Form der Sozialgemeinschaft besteht die Gefahr, daß ein chronisch Kranker bzw. Behinderter in eine Sonderstellung gerät, die ihn letztendlich in eine Abseitsposition bringen kann. Die von Eltern häufig als Schock empfundene Erkenntnis, ein epilepsiekrankes Kind zu haben, die Angst, mit den möglicherweise immer wieder auftretenden Anfällen nicht richtig umgehen zu können, die bange Frage, wie Freunde, Nachbarn und Verwandte auf die Epilepsie des Kindes reagieren werden, die Sorge, wie sich die Zukunft des anfallkranken Kindes gestalten wird – all dies hat häufig zur Folge, daß Eltern ihren Kindern nicht mehr unbefangen begegnen können und daß sich ihre Einstellung ihnen gegenüber ändert bzw. sich von der gegenüber den gesunden Geschwistern unterscheidet. Diese veränderte Einstellung kann von der Verleugnung der Krankheit, von Überbehütung, aber auch von Überforderung bis hin zur (unbewußten) Ablehnung des Kindes reichen.

Das Verleugnen der Krankheit kann dazu führen, daß die notwendigen medizinischen und rehabilitativen Maßnahmen nicht oder nicht konsequent genug ergriffen werden. Die Überbehütung kann der kindgerechten Entwicklung entgegenstehen und zu inadäquaten Verhaltensweisen führen (Schonung des Kindes in „allen Lebenslagen"; Hilfestellungen auch in Situationen, die vom Kind selbst ohne große Probleme gemeistert werden können; Abschirmung gegenüber den gesunden Geschwistern oder Spielkameraden). Die Überforderung – in einer Art „Jetzt-erst-recht-Reaktion" – kann Kinder entmutigen, sie in Oppositionshaltung, in Resignation oder zum Ausweichen in andere „Krankheitssymptome" (Kopfweh, Bauchschmerzen, Schwindel) führen. Die (unbewußte) Ablehnung des Kindes erwächst oft aus falschen Schuldgefühlen, aus einer narzißtischen Kränkung oder aus einer sich allmählich einstellenden Überforderung für die Eltern, insbesondere für die Mutter.

Es ist verständlich, daß diese Reaktionen und Verarbeitungsprozesse das familiäre Gleichgewicht in unterschiedlicher Weise stören können, z.B. in der Form, daß sich der Vater neben dem die ganze Fürsorge der Mutter in Anspruch nehmenden Kind vernachläßigt fühlt, daß die gesunden Geschwister den anfallkranken Bruder als „uneinholbaren" Konkurrenten in der Zuneigung der Eltern erleben, daß sich die Mutter in einer Märtyrerrolle sieht, die ihr Leben überschattet und ihr keinen eigenen Freiraum mehr läßt. Solche intrafamiliären Entwicklungen hängen zum einen von der Ausgangssituation der belasteten Familie, zum anderen vom Ausmaß der Krankheit bzw. Behinderung des Kindes ab. Es ist selbstverständlich ein Unterschied, ob ein bisher gesundes Kind an einer gut zu behandelnden Rolando-Epilepsie oder Pyknolepsie erkrankt oder ob ein Kind durch eine schwere Geburtskomplikation von Anfang an geistig und körperlich behindert ist und schließlich zusätzlich eine Epilepsie entwickelt.

Erkrankt ein Elternteil unvermutet an Epilepsie, so ergeben sich ganz andere familiäre Probleme. Diese berühren nicht nur das Verhältnis zum Partner und zu den Kindern, sondern auch in besonderer Weise die berufliche, finanzielle und soziale Situation der Familie.

Und doch: Die Erfahrung zeigt, daß sehr viele Familien lernen, die schwierigen Probleme zu meistern, die richtige Einstellung zu ihrer Situation zu finden und sich den Aufgaben, die nun unerwartet auf sie zukommen, zu stellen. Es versteht sich von selbst, daß die Familie in vielen Situationen nicht nur medizinische, sondern darüber hinaus Beratung und helfende Begleitung im psychosozialen Bereich benötigt. So verwandelt sich das Sprechzimmer des Arztes häufig in eine psychologische und pädagogische Beratungsstelle; und der Arzt wird sich in besonders gelagerten Fällen nicht scheuen, sich fachlicher Hilfe von psychotherapeutischer und (heil-)pädagogischer Seite zu versichern.

12.3. Das epilepsiekranke Kind in Kindergarten und Schule

Die außerfamiliäre Rehabilitation des anfallkranken Kindes beginnt spätestens mit dem Plan, das Kind für den Besuch des *Kindergartens* anzumelden. Dabei darf aber die Frage natürlich nicht lauten, *ob* ein Kind, das gelegentlich an epileptischen Anfällen leidet, den Kindergarten besuchen soll oder nicht; die Frage kann nur sein, *welchen* Kindergarten das Kind besuchen soll. Die Beantwortung dieser Frage hängt wiederum weniger von der Tatsache ab, ob das Kind noch manifeste Anfälle hat; sie ist vielmehr in erster Linie davon abhängig, ob und ggf. welche weiteren gesundheitlichen Störungen oder Behinderungen vorliegen.

Ein geistig schwerbehindertes Kind wird am sinnvollsten den Sonderschulkindergarten besuchen, unabhängig davon ob es Anfälle hat oder nicht. Ein psychisch altersgerecht entwikkeltes Kind, mit oder ohne Anfälle, sollte den Regelkindergarten besuchen.

Natürlich muß hier einschränkend angefügt werden, daß eine zu aktive Epilepsie – sei es in bezug auf die Häufigkeit oder die Intensität der Anfälle – selbst bei Bereitwilligkeit und Engagement der Erzieher den Besuch des normalen Kindergartens unmöglich machen kann. Leider müssen Eltern epilepsiekranker Kinder aber immer noch erleben, daß Erzieherinnen oder Kindergartenträger es ablehnen, Kinder mit Epilepsie in ihren Kindergarten aufzunehmen, selbst wenn die Anfälle medikamentös beherrscht werden oder wenn selten auftretende epileptische Anfälle erscheinungsarm ablaufen.

Einer ablehnenden Haltung liegen meist Informationsdefizite, Vorurteile oder Fehlinformationen zugrunde, die möglicherweise durch die Intervention des behandelnden Arztes, eines Psychologen oder Sozialarbeiters, der mit der Familie arbeitet, aufgefangen und korrigiert werden können. Die Erfahrung zeigt, daß Erzieher – und gleiches gilt für Lehrer – an einer Zusammenarbeit im Dreieck Familie – Arzt – Kindergarten bzw. Schule sehr interessiert sind und daß es häufig gelingt, Kinder mit Anfällen dort einzugliedern, wo sie entsprechend ihrer Begabung auch integriert werden sollten.

Es ist dann eine Frage des Einzelfalles, des Engagements, ja des Temperaments und der Erfahrung, wie im sog. Notfall verfahren werden soll, wenn also das Kind während der Kindergartenzeit einen Anfall erleidet. Dies muß jeweils gemäß der individuellen Situation abgesprochen und vorbereitet sein.

Bezüglich der *Einschulung* eines epilepsiekranken Kindes gelten ähnliche Gesichtspunkte wie für den Kindergarten. Welcher Schultyp für das anfallkranke Kind in Frage kommt, hängt in erster Linie von der geistigen Verfassung, von der Begabung des Kindes und nicht so sehr von der Epilepsie ab.

Ein *normal begabtes Kind* mit Epilepsie soll die Regelschule besuchen. Allerdings muß bei etwa 30 % aller anfallkranken Kinder damit gerechnet werden, daß sie – z. B. aufgrund der primären cerebralen Störung – den Anforderungen in der Grund- und Hauptschule nicht genügen. Ein *lernbehindertes*

Kind, das außerdem an epileptischen Anfällen leidet, sollte die Förderschule besuchen. Ein Kind mit einer *sonderschulbedürftigen Schädigung* eines Sinnesorganes wird am besten in einer entsprechenden Spezialschule gefördert, auch wenn zusätzlich eine Epilepsie vorliegt.

Auch sei hier ergänzend festgehalten, daß es Epilepsien gibt, die so schwer verlaufen, daß der Besuch der Schule, die für das Kind bezüglich seiner geistigen Entwicklung angemessen wäre, wegen schwerer epileptischer Anfälle nicht möglich ist. Hier müssen dann individuelle Lösungen gefunden werden, die vom Besuch einer Internatsschule bis zum Einzelunterricht zu Hause reichen können.

Auch der Besuch weiterführender Schulen sollte nicht in erster Linie von der Epilepsie des Kindes abhängig gemacht werden, sondern – wie bei anderen Kindern auch – von der Begabung und den Neigungen des Kindes sowie von den pädagogischen und prinzipiellen Vorstellungen, die die Eltern von der Zukunft ihres Kindes haben. Nicht selten kann man erleben, daß Eltern ihr Kind, das an seltenen Grand mal- oder partial-komplexen Anfällen leidet und das in der 4. Grundschulklasse die Empfehlung für die Realschule oder das Gymnasium erhalten hat, in der Hauptschule belassen – aus Sorge darüber, daß eine weiterführende Schule für das Kind eine zu große Belastung darstellen und so einen ungünstigen Einfluß auf den Epilepsieverlauf haben würde. Diese Furcht ist in den meisten Fällen glücklicherweise unbegründet; die gegenteilige Überlegung ist oft die richtige: Es ist alte epileptologische Erfahrung, daß konzentrierte Anspannung die Anfallschwelle anhebt, dagegen mangelnde geistige Anforderung, niedriges Aktivitätsniveau und verminderte Konzentration epileptisches Geschehen anbahnen können.

Die durch den Besuch der weiterführenden Schule verlängerte Schulzeit kann außerdem die Möglichkeit eröffnen, doch noch mit Geduld und Ausdauer die bestmögliche Therapie für die Epilepsie zu finden; die so gewonnene Zeit kann das epilepsiekranke Kind und seine Angehörigen – im Falle einer Therapieresistenz – auch in die Lage versetzen, ohne allzu großen zeitlichen Druck mit den Anfällen leben zu lernen; schließlich können beschützende Verhältnisse, die wegen der manifesten Epilepsie erforderlich sind, im Rahmen der Schule meist besser organisiert werden als im Rahmen einer beruflichen Ausbildung. Nicht zuletzt eröffnet die Mittlere oder gar Hochschulreife eine deutlich breitere Palette beruflicher Möglichkeiten; dies ist ein wichtiges Moment vor allem dann, wenn bei der Berufswahl eine immer noch bestehende Epilepsie nur bestimmte berufliche Tätigkeiten zuläßt.

Selbstverständlich darf nicht verschwiegen werden, daß der Schulbesuch eines anfallkranken Kindes auch erhebliche Probleme mit sich bringen kann: Der möglicherweise gefährliche Schulweg; der Anfall in der Schule vor Klassenkameraden und Lehrern, der zu unterschiedlichsten Reaktionen führen kann; die Notwendigkeit, das Kind postparoxysmal (nach dem Anfall) zu betreuen; die mögliche Gefährdung des Kindes während des Sportunterrichts; die notwendigen Vorkehrungen bei Schulausflügen oder Landschulaufenthalten. Natürlich erfordern all diese Möglichkeiten sorgfältige Überlegungen, Gespräche zwischen Eltern und Lehrern, evtl. auch zwischen Eltern, Patient, Lehrern und Mitschülern; der betreuende Arzt sollte sich hier zur Verfügung halten und bereit sein, sich beratend und informierend einzuschalten.

Immer wieder wird von (unerfahrenen) Erziehern, Lehrern und nicht zuletzt von Eltern gesunder Mitschüler die Sorge geäußert, ein plötzlicher Anfall des epilepsiekranken Kindes im Klassenverband (oder in der Kindergartengruppe) könne gesunde Kinder schockieren. Diese Furcht ist unbegründet. Im Gegenteil: Gerade Kinder begegnen Krankheit und Behinderung ihrer Mitmenschen oft unbefangener und natürlicher als Erwachsene. Eine pädagogisch geschickte Erzieherin oder ein erfahrener Lehrer wird einen epileptischen Anfall, den ein Kind im Kindergarten oder in der Klasse erleidet, dazu benützen, auf das zum Menschsein gehörende Phänomen von Krankheit und Behinderung hinzuweisen, und so nicht nur Aufklärungsarbeit leisten, sondern beispielhaft die Notwendigkeit zur gegenseitigen Hilfe und zur Toleranz verdeutlichen.

12.4. Epilepsie und Beruf

Schon in antiker Zeit hatten Menschen, die an epileptischen Anfällen litten, Schwierigkeiten bei der Suche nach einem Arbeitsplatz. Aus dem „Codex Hammurabi", der Gesetzessammlung des babylonischen Königs Hammurabi (1728–1686 v. Chr.) ist folgender Paragraph überliefert: „Wenn ein Bürger einen Sklaven kauft und vor Ablauf eines Monats die benu-Krankheit (Epilepsie) diesen befällt, so soll er ihn seinem Verkäufer zurückgeben und das Silber, das er gezahlt, zurückerhalten." Dieses Rückgaberecht, das hier in einer Art „Garantieklausel" formuliert ist, macht deutlich, daß der benu-Kranke in der babylonischen Antike als wertlose Arbeitskraft galt, als „auf dem Arbeitsmarkt nicht vermittelbar". Und heute?

Etwa 75 % aller Epilepsiekranken – so die Statistik – haben derzeit keine schwerwiegenden beruflichen Probleme. Menschen mit Epilepsie kann man in allen Berufen antreffen, vom ungelernten Arbeiter bis zum hochdifferenzierten Spezialisten und Akademiker. Nachdem man heute sehr viele Epilepsien erfolgreich behandeln und berufshindernde Anfälle verhüten kann, haben sich die Berufschancen für Anfallkranke erheblich gebessert. Unabhängig von den Anfällen richtet sich die Berufswahl wie auch beim Gesunden in erster Linie nach Intelligenz, Interesse, Begabung und Persönlichkeitsstruktur. Jugendliche, die unter der Therapie ihre Anfälle 2–3 Jahre verloren haben und im EEG keine „Krampfströme" mehr aufweisen, können bis auf wenige Ausnahmen den Beruf frei wählen. Da die Möglichkeit einer Wiederholung des Anfalls nicht mit hinreichender Sicherheit auszuschließen ist, verbieten sich Berufe, die das gewerbliche Führen von Verkehrsmitteln mit sich bringen – es sei denn, es besteht eine zumindest 5jährige Anfallsfreiheit ohne (!) Medikamente.

Anfallkranke ohne oder mit nur geringfügigen psychischen Auffälligkeiten, die die Schule ohne besondere Schwierigkeiten absolviert haben, aber trotz optimaler Therapie nicht völlig anfallfrei sind, haben ebenfalls ein großes Spektrum von Berufen zur Auswahl, wie z.B. zahlreiche akademische, kaufmännische und handwerkliche Berufe. Ungeeignet und nach den Unfallverhütungsvorschriften unzulässig sind für solche Kranke Berufe, die Schwindelfreiheit erfordern bzw. mit Absturzgefahr verbunden sind (z.B. Dachdecker, Antennenbau), ferner Arbeiten an ungeschützten Maschinen, an Hochöfen oder mit ätzenden Flüssigkeiten. Die berufliche Unfallgefährdung Anfallkranker wird zweifellos allgemein überschätzt; statistische Untersuchungen in verschiedenen Ländern ergaben, daß die Unfallquote Epilepsiekranker nur unwesentlich über dem allgemeinen Durchschnitt liegt. Etwas prononciert läßt sich formulieren, daß es grundsätzlich fast keine ungeeigneten Berufe für Epilepsiekranke gibt – es gibt nur ungeeignete Arbeitsplätze! Es lassen sich viele Arbeitsplätze heutzutage individuellen Gegebenheiten und Bedürfnissen anpassen, dies gilt auch und gerade im Problembereich Epilepsie. Bei der Suche nach dem geeigneten Arbeitsplatz sollte nicht nur eine mögliche Selbst- oder Fremdgefährdung durch einen bei der Arbeit ablaufenden epileptischen Anfall, sondern auch die soziale Situation bedacht werden, in der sich ein solcher epileptischer Anfall ereignet: Der Anfall eines Lehrers vor seiner Schulklasse zum Beispiel, der eines Künstlers vor seinem Publikum, der Anfall des Pfarrers vor seiner Gemeinde – diese Situationen sind sicherlich anders zu bewerten als der Anfall, den ein Verwaltungsangestellter im mehr oder weniger intimen Rahmen seines Büros erleidet.

Aus all dem folgt, daß „pauschale Urteile“ über die Arbeitsfähigkeit und den richtigen Arbeitsplatz für den Anfallkranken nicht angebracht sind und den beruflichen Möglichkeiten vieler epilepsiekranker Menschen nicht gerecht werden – es gilt, individuelle, der speziellen Situation angepaßte Lösungen zu finden. Im Zweifelsfall kann eine vom Arbeitsamt geförderte Berufsfindungsmaßnahme hilfreich sein.

Kommt wegen hoher Anfallfrequenz, wegen intellektueller Minderbegabung und stärkeren Persönlichkeitsveränderungen für den jugendlichen Anfallkranken eine Lehre in der freien Wirtschaft nicht in Betracht, so müssen andere Ausbildungswege eingeschlagen werden: z.B. Ausbildung in einem *Berufs-*

bildungswerk (allein in Deutschland git es über 40 Berufsbildungswerke mit etwa 10000 Ausbildungsplätzen – davon eines, nämlich im Epilepsie-Zentrum Bethel, das speziell für epilepsiekranke Jugendliche bestimmt ist); Teilnahme an *Förderlehrgängen* für noch nicht berufs- oder ausbildungsreife Behinderte; *Einweisung* in eine leichtere, vorwiegend *manuelle* Tätigkeit, die später weitgehend selbständig ausgeführt werden kann (z.B. im Gartenbau); schließlich auch Hinführung zu einem anerkannten *Teilabschluß* in einem Lehrberuf (das bedeutet Betonung der praktischen Ausbildung – mit Abschluß-Prüfung –, aber deutliche Reduzierung der theoretischen Lerninhalte – ohne Abschluß-Prüfung). So haben Jugendliche, die ohne qualifizierten Hauptschulabschluß einen Beruf auf dem freien Arbeitsmarkt suchen, die Chance, Ausbildungsgänge zu absolvieren, die ihnen den Weg in das freie Berufsleben ermöglichen. Ferner kommen berufliche Ausbildungen in dafür geeigneten *Rehabilitationszentren* oder in *spezialisierten Institutionen* (mit Internatsunterbringung) in Frage. Auch nach Abschluß einer solchen Ausbildung, die stets mit dem Versuch einer optimalen therapeutischen Einstellung verbunden sein muß, sollte unbedingt die Eingliederung des Jugendlichen in der freien Wirtschaft versucht werden.

Für Epilepsiekranke mit schlecht kontrollierbaren Anfällen, stärkerem Intelligenzdefekt, ausgeprägten Wesensveränderungen oder zusätzlichen cerebralen Bewegungsstörungen ist fast immer eine Eingliederung in eine *Werkstatt für Behinderte* zu erreichen, ggf. mit gleichzeitiger Unterbringung in einem angegliederten Wohnheim. Etwa 3,5 % aller Anfallkranken im berufsfähigen Alter sind so schwer behindert, daß sie auf Dauer in einer beschützenden Wohn- und Arbeitsumgebung leben müssen.

Tritt die Epilepsie erst im Erwachsenenalter oder nach abgeschlossener Berufsausbildung auf, so ergeben sich sozialtherapeutisch andere Probleme und Aufgaben. Sie betreffen in erster Linie die Verhinderung eines sozialen Abstiegs durch Erhaltung der Berufsfähigkeit im erlernten Beruf oder durch *Umschulung*, sofern der erlernte Beruf (z.B. Taxichauffeur) wegen erhöhter Gefährdung nicht mehr ausgeübt werden kann.

12.5. Epilepsie und Sport

Nach Umfrageergebnissen nimmt Sport die erste Stelle unter den Freizeitbeschäftigungen männlicher Jugendlicher ein – vor Kino, Musik und Fernsehen. Ein generelles Sportverbot für Anfallkranke, das zwar völlig unsinnig ist, aber dennoch nicht allzu selten praktiziert wird, würde bedeuten, die Lebensqualität des Patienten zu mindern, Möglichkeiten zu Begegnungen mit Gleichaltrigen erheblich zu reduzieren und die Chancen für eine optimale Sozialisierung und für eine bestmögliche physische Entwicklung zu verringern. Epileptologische Erfahrung, Umfragen und wissenschaftliche Untersuchungen in den letzten 20 Jahren haben zu der Erkenntnis geführt, daß körperliche Betätigung eine Epilepsie nicht verschlimmert und daß Unfälle von Epilepsie-Patienten, die sich während einer sportlichen Aktivität ereignen, sehr selten auf einen Anfall zurückzuführen sind.

Auch die „Hyperventilation" bei körperlicher Anstrengung führt nicht zu einer Anfallshäufung; als physiologische kompensierende Stoffwechselregulierung kommt ihr – im Gegensatz zur „unphysiologischen" Hyperventilation im EEG-Labor (s. S. 68) – kein provokatorischer Effekt zu.

Allerdings bedarf die sportliche Betätigung des Anfallkranken – wie auch die berufliche Tätigkeit – gewisser Vorsichtsmaßnahmen, Einschränkungen und Strukturierungen. Es gibt tatsächliche manche Sportarten, die aus naheliegenden Gründen für einen Menschen mit epileptischen Anfällen ungeeignet oder gar gefährlich sind. Hierzu gehören beispielsweise Sportarten mit Absturzgefahr (Turnen an Hochgeräten, Bergsteigen, Springreiten, Skispringen, Drachen- oder Gleitschirmfliegen); Sportarten, die den Umgang mit einem potentiell gefährlichen Sportgerät erfordern (Fechten, Diskus-, Speer- oder Hammerwurf, Kugelstoßen, Schießen) und Sportarten, die das Lenken eines Fahrzeugs beinhalten (Segel- und Motorfliegen,

Motor[boot]-Sport). Auch Boxen und Leistungssport sind für den Anfallkranken ungeeignet. (Aus ähnlichen Gründen ist übrigens ein junger Mann mit aktiver, aber auch mit erfolgreich therapierter Epilepsie nicht für den *Wehrdienst* geeignet.)

Demgegenüber gibt es eine weit größere Zahl von Sportarten, die keiner oder allenfalls nur geringer Einschränkung bedürfen. Es empfiehlt sich, daß die Patienten und Angehörigen die gewünschte Sportart mit dem behandelnden Arzt besprechen; ggf. sind im Einzelfall besondere Schutz-, Begleit- oder Aufsichtsmaßnahmen erforderlich.

Einer besonderen Beachtung bedürfen Wassersport und Fahrradfahren: Obwohl es nur ganz ausnahmsweise beim Schwimmen zu einem Anfall kommt, sollte der Anfallkranke nie ohne Aufsicht bzw. Begleitung zum Baden gehen; Schwimmen in freien Gewässern (Meer, Fluß, See) sollte ganz unterbleiben – allenfalls mit einer Schwimmweste, die auch den Kopf eines Bewußtlosen über Wasser hält; ebenso sollte der in einem Boot mitfahrende Anfallkranke immer mit einer Schwimmweste versehen sein; dasselbe gilt für Segeln und Rudern. Eine besondere Gefahrenquelle stellt das Surfen dar: Da es sich beim Surfbrett um ein sehr schnelles Wassersportgerät handelt, das den Surfer rasch vom Ufer weg ins offene Gewässer trägt, kommt diese Sportart für Anfallkranke prinzipiell nicht in Frage – selbst nicht mit der bereits erwähnten Schwimmweste. Ausnahmen könnten unter bestimmten Voraussetzungen sein: Surfen in überschaubaren Binnengewässern und unter zuverlässiger, kundiger Aufsicht oder Tandem-Surfen (jedoch immer mit Schwimmweste!). Tauchen ist für Anfallkranke in jedem Fall ungeeignet.

Im Einzelfall muß bei der Ausübung von Sport im oder am Wasser die Möglichkeit einer Anfallauslösung bei fotosensiblen Patienten durch die glitzernde Wasseroberfläche beachtet werden, was übrigens auch für den Wintersport gilt. Ergänzend sei hier angemerkt, daß das unbeaufsichtigte Baden des Anfallkranken in der häuslichen Badewanne bereits eine Gefahr darstellen kann!

Radfahren birgt für den Anfallkranken und möglicherweise auch für andere Verkehrsteilnehmer durchaus Gefahren. Es sollte deshalb im dichten Straßenverkehr bis zu einer mindestens einjährigen Anfallfreiheit ganz unterbleiben und sonst nur dann genehmigt werden, wenn der Patient unter der Behandlung mindestens drei Monate anfallfrei geblieben ist. Das auch gesunden Menschen empfohlene Tragen eines Sturzhelmes sollte erst recht für Anfallkranke selbstverständlich sein. Radsport mit wettkampfmäßigem Langstreckenfahren ist für Anfallkranke – wie Langstreckenläufe – als Sportart ungeeignet.

Insgesamt kann konstatiert werden, daß lediglich etwa 20 % aller Anfallkranken als „nicht befähigt zur Sportausübung" eingestuft werden müssen, daß weitere 20 % besonderer Aufmerksamkeit und Hilfe bedürfen und daß immerhin etwa 60% in der Lage sind, ohne bzw. ohne einschneidende Vorsichtsmaßnahmen Sport zu treiben.

12.6. Epilepsie und Führerschein

Der Besitz des Führerscheins ist in unserer Zeit nicht nur eine fast unabdingbare Voraussetzung für eine ungestörte Teilnahme am beruflichen Leben und an der Freizeitgestaltung, sondern – gerade für junge Menschen – ein Symbol der Selbständigkeit.

Statistisch gesehen ist die Unfallhäufigkeit Epilepsiekranker nicht höher als die der Durchschnittsbevölkerung. Von 10 000 Unfällen werden nur drei durch epileptische Anfälle (dagegen 700 durch Alkohol!) verursacht. Eine spezielle gesetzliche Regelung zum Thema „Epilepsie und Führerschein" besteht nicht; aber selbstverständlich trifft auch für Anfallkranke die Aussage im Straßenverkehrsgesetz (§ 2, Abs. 1, und § 4, Abs. 1) zu, nach der eine Fahrerlaubnis nicht erteilt werden darf, wenn Tatsachen vorliegen, die die Annahme rechtfertigen, daß der um den Führerschein Nachsuchende zum Führen von Kraftfahrzeugen ungeeignet ist; aus dem gleichen Grund ist auch die bereits erteilte Fahrerlaubnis wieder zu entziehen.

Auf der Grundlage des Gutachtens „Krankheit und Kraftverkehr" (6. Aufl. 2000), in Übereinstimmung mit den Richtlinien der Deutschen Sektion der Internationalen Liga gegen Epilepsie und der EU-Führerscheinrichtlinien, gelten in der derzeitigen Rechtsprechung folgende Grundsätze:

- „Wer unter persistierenden epileptischen Anfällen leidet, ist in der Regel nicht in der Lage, den gestellten Anforderungen zum Führen von Kraftfahrzeugen der Gruppe 1 (u.a. Erlaubnis zum Führen von Krafträdern und Kraftfahrzeugen bis 3,5 t) gerecht zu werden, solange ein wesentliches Risiko von Anfallrecidiven besteht."

  Im Folgenden werden dann einige Ausnahmen von dieser Regel aufgeführt, die z.B. einfache fokale Anfälle (ohne Bewußtseinstrübung), Schlaf- und Gelegenheitsanfälle, Anfallsfreiheit (zumindest 1 Jahr) unter Medikamenten, Anfallsfreiheit nach epilepsie-chirurgischem Eingriff und Medikamenten-Absetz-Phase betreffen.
- „Die Voraussetzung zum Führen von Kraftfahrzeugen der Gruppe 2 (über 3,5 t und Personenbeförderung) bleibt nach mehr als zwei epileptischen Anfällen in der Regel ausgeschlossen. Als Ausnahme gilt eine durch ärztliche Kontrolle nachgewiesene 5jährige Anfallsfreiheit ohne antiepileptische Behandlung."

  Bei Fahrerlaubnisinhabern beider Gruppen sind Kontrolluntersuchungen in Abständen von 1, 2 und 4 Jahren erforderlich.

Für den behandelnden Arzt besteht selbstverständlich keine „Meldepflicht" – auch dann nicht, wenn der Anfallkranke entgegen den Richtlinien (mit denen er vom Arzt vertraut gemacht werden muß) am motorisierten Straßenverkehr teilnimmt.

Die „Führerscheinrichtlinien" sind auf Grund zahlreicher Ausnahmeregelungen kompliziert und bedürfen in jedem Einzelfall der eingehenden Besprechung mit dem Facharzt.

12.7. Epilepsie, Partnerschaft und Kinderwunsch

Es versteht sich von selbst, daß ein Epilepsiekranker seine Krankheit nicht jedem Menschen offenbaren möchte. Es ist von sehr unterschiedlichen Faktoren abhängig, ob und ggf. wann beispielsweise ein junger Mensch, der an epileptischen Anfällen leidet und eine partnerschaftliche Bindung eingeht, mit diesem Partner über seine Krankheit sprechen soll. Diese Faktoren schließen Persönlichkeitsstrukturen und Lebenssituation der Partner sowie die Art und Intensität ihrer Beziehung ebenso ein wie Form, Häufigkeit und eventuelle Auslösemechanismen der Anfälle selbst. Hierzu lassen sich mit Hinblick auf Information und „Aufklärung" des Partners keine allgemeingültigen Regeln aufstellen. Ganz allgemein läßt sich aber wohl sagen, daß zu einer vertrauensvollen und auf längere Zeit angelegten Beziehung auch das Gespräch über eigene Sorgen, Probleme und Schwächen gehört. Die Information des Partners bezüglich epileptischer Anfälle ist vor allem dann angezeigt, wenn Situationen eintreten können, in denen dem gesunden Partner die Notwendigkeit eines aktiven „vernünftigen" Handelns zukommt, z.B. bei gemeinsamen Unternehmungen (Urlaubsreise).

Bezüglich einer Heirat besteht die gesetzliche Pflicht, den zukünftigen Partner in aller Offenheit über chronische Krankheiten und damit auch über eine Epilepsie zu orientieren, die Ehe könnte sonst später annuliert werden. Mitunter wird es als sehr hilfreich empfunden, wenn der Arzt zu einem bestimmten Zeitpunkt in die Informationsgespräche eingebunden ist. Eine solche Einbeziehung des Arztes ist natürlich vor allem auch dann sinnvoll, wenn es um die Frage nach der Epilepsieursache geht und damit um die Frage eines eventuellen Erkrankungsrisikos für die Nachkommenschaft.

Das gemeinsame Gespräch mit dem Arzt wird von den beiden zukünftigen Ehepartnern meist auch dann als hilfreich empfunden, wenn die epileptischen Anfälle (noch) nicht unter Kontrolle sind. Insbesondere ausgestaltete Anfälle, wie z.B. Grand mal- oder partial-komplexe Anfälle, können zu einem erheblichen Störfaktor im ehelichen Zusammenleben werden. Verunsicherung des gesunden Ehepartners, Scham vor den Kindern, Angst vor der Blamage bei einem Anfall in der Öffentlichkeit, Unfallgefahr und sozialer Abstieg sind die kritischen Punkte, die oft nicht genügend bedacht werden. Auch Potenzstörungen und Frigidität, wie sie bei fokalen Anfällen oder als Folge mancher hochdosierter Antiepileptica vorkommen können, sind in der Lage, das eheliche Zusammenleben zu beeinträchtigen.

Bei konfliktreichen und problematischen Ehen muß mit einer zusätzlichen negativen Beeinflußung des Krankheitsverlaufs gerechnet werden. Andererseits läßt sich nicht selten beobachten, daß die Geborgenheit in einer harmonisch verlaufenden Ehe und der damit verbundene geregelte Tagesablauf psychische Spannungen vermindert und somit die Anfallbereitschaft herabsetzt. Hinzu kommt eine Verbesserung der Therapietreue, wenn der Partner die regelmäßige Medikamenteneinnahme mitverantwortet.

Anders stellt sich die Situation dar, wenn sich eine Epilepsie eines Ehepartners erst im Verlauf der Ehe einstellt, sei es als Folge einer akuten Erkrankung (Tumor, Verletzung, Durchblutungsstörung), sei es auf dem Boden einer bisher nicht manifest gewordenen genetischen Disposition. In einem solchen Fall bleibt für eine „Vorbereitung“, für eine gründliche prinzipielle Erörterung des Themas „Epilepsie“ keine Zeit. Gerade hier kann es besonders hilfreich sein, wenn die Problematik, die eine chronische Erkrankung nicht nur für den Patienten, sondern auch für den Partner mit sich bringt, möglichst von Anfang an zwischen beiden Eheleuten und dem Arzt besprochen wird und die notwendigen medizinischen Maßnahmen sowie die sich für den Alltag ergebenden Konsequenzen in voller Offenheit und ausführlich gemeinsam erörtert werden. Aus diesem Grund ist es sehr empfehlenswert, wenn der Epilepsiekranke möglichst oft von seinem Partner zum Arzt begleitet wird.

Das lang bestehende und durch die schrecklichen Vorgänge in der jüngsten deutschen Geschichte untermauerte Vorurteil, daß „Epilepsiekranke keine Kinder haben können oder dürfen", trifft selbstverständlich nicht zu. Im Gegenteil: In der weit überwiegenden Zahl der Fälle ist weder von der Epilepsiekrankheit selbst, noch von den Medikamenten, die wegen der Anfälle eingenommen werden müssen, eine negative Auswirkung auf das Kind, auf die Schwangerschaft oder Geburt zu erwarten.

Wir haben bereits erfahren, daß Epilepsien *keine* Erbkrankheiten sind (von ganz seltenen, vernachlässigbaren Ausnahmen abgesehen), sondern daß allenfalls die *Veranlagung* zur Epilepsie von einer auf die andere Generation weitergegeben werden kann.

Leidet ein Ehepartner an einer der generalisierten idiopathischen Epilepsien (Aufwach-Grand-mal-Epilepsie, Pyknolepsie, juvenile myoklonische Epilepsie), so beträgt das Risiko für die Kinder aus dieser Ehe, später an einer solchen Epilepsie zu erkranken (auf Grund der erhöhten familiären Disposition), etwa 4–8 %.

Bei den fokalen idiopathischen Epilepsien (z.B. Rolando-Epilepsie), die als definierte Krankheitsbilder noch nicht so lange bekannt sind wie die generalisierten idiopathischen Epilepsien, sind die Verhältnisse noch nicht so gut erforscht. Man geht heute davon aus, daß für die Nachkommenschaft das Erkrankungsrisiko bei 10–15 % liegt. Als wichtige Ergänzung kann hier aber sofort angefügt werden, daß bezüglich Therapierbarkeit und Prognose einer idiopathischen Epilepsie in der Nachkommenschaft die gleichen günstigen Voraussetzungen zutreffen wie dies prinzipiell bei diesen Epilepsien der Fall ist.

Bei Fieberkrämpfen eines Elternteils liegt das Risiko für die Kinder, ebenfalls Gelegenheitsanfälle bei Fieber zu erleiden, bei 10–20 %. Bei einer vorwiegend exogen verursachten (also symptomatischen) Epilepsie eines Elternteils liegt das Risiko, ein Kind mit Epilepsie zu bekommen, bei etwa 1–2 % (bei einer Durchschnittshäufigkeit in der Allgemeinbevölkerung von 0,5–1 %).

Das Epilepsie-Risiko für die Nachkommenschaft steigt erheblich an, wenn der Partner ebenfalls an einer Epilepsie leidet oder aus einer Familie mit erhöhter Anfallsdisposition stammt. Es ist daher ratsam, vor einer Eheschließung bzw. vor der Verwirklichung des Kinderwunsches diesbezügliche Erkundigungen einzuziehen.

Leidet eine *werdende Mutter* an einer Epilepsie, so ist der Einfluß der Schwangerschaft auf den Epilepsieverlauf im Einzelfall nicht voraussehbar. Bei etwa 50 % der Frauen bleibt die Anfallfrequenz unverändert, in 25 % nehmen die Anfälle zu, in 25 % ab.

Das Risiko für „gröbere" *Fehlbildungen* (z.B. Lippen-Kiefer-Gaumenspalte, Herzfehler, Skelettdeformitäten) liegt bei Kindern epilepsiekranker Mütter *oder* Väter geringfügig – etwa um den Faktor 1,5 – höher als in der Durchschnittsbevölkerung; bei Kindern von Müttern, die in der Schwangerschaft antiepileptisch behandelt werden, steigt das Risiko etwa um den Faktor 2 an. Daraus läßt sich schließen, daß den Antiepileptica eine teratogene, d.h. keimschädigende Wirkung zukommen kann; aber die Erfahrung, daß auch bei Kindern epilepsiekranker Väter das Mißbildungsrisiko etwas erhöht ist, zeigt, daß die Antiepileptica nicht allein für diese leicht erhöhte Fehlbildungsrate verantwortlich sein können; der Forschung ist es bis jetzt noch nicht gelungen, hier alle einflußnehmenden Faktoren aufzuschlüsseln.

Deutlich höher als für „gröbere" Fehlbildungen liegt das Risiko für „kleinere Auffälligkeiten" (Minoranomalien) bei einem Kind, wenn die Mutter während der Schwangerschaft antiepileptisch behandelt wurde. Hierbei handelt es sich z.B. um leichte Anomalien der Ohrmuscheln, um eine eingesunkene Nasenwurzel, leichte Verkürzung der Finger u.ä. Häufig sind diese Minoranomalien so gering ausgeprägt, daß sie nur der erfahrene Untersucher feststellt.

Ganz allgemein kann gesagt werden, daß die Risiken bezüglich genetischer Belastung, Fehlbildungen, Schwangerschafts- und Geburtskomplikationen im Zusammenhang mit einer Epilepsie allgemein überschätzt werden. Einem Paar, bei dem einer der Partner an Epilepsie erkrankt ist, prinzipiell von Nachwuchs abzuraten, ist sicherlich nicht gerechtfertigt. Es muß selbstverständlich eine intensive individuelle Beratung erfolgen, aber in der Mehrzahl der Fälle liegt das Risiko eines erkrankten Nachwuchses bei einem epilepsiekranken Elternteil nicht erheblich über dem Durchschnittsniveau. Die Aufgabe des Arztes kann jedoch nicht darin bestehen, einer Familie im Hinblick auf Nachkommenschaft zu- oder abzuraten; seine Aufgabe ist es vielmehr, den Ehepartnern ausführliche und auf die individuelle Situation bezogene Informationen zu geben, auf Grund derer das Ehepaar seine Entscheidung selbst treffen kann. Es versteht sich von selbst, daß eine epilepsiekranke werdende Mutter nicht nur einer differenzierten gynäkologischen, sondern auch einer sorgfältigen epileptologischen Überwachung bedarf.

13. Hilfen des Gesetzgebers

Es wurde bereits darauf hingewiesen, daß der Epilepsie, wie jeder chronischen Erkrankung, auch der Aspekt einer Behinderung zukommt, also eines Zustandes, „der die unmittelbaren Lebensverrichtungen und (oder) eine angemessene Teilnahme am Leben der Gesellschaft nicht nur vorübergehend (d.h. für einen Zeitraum von mehr als 6 Monaten) erschwert".

13.1. Eingliederungshilfe

Nach der Rechtsverordnung zu § 47 des Bundessozialhilfegesetzes (BSHG) steht somit auch Epilepsiekranken Eingliederungshilfe nach §§ 39, 40 und 43 BSHG zu. Hierdurch soll Behinderten die Teilnahme am Leben der Gemeinschaft ermöglicht und erleichtert werden. Träger der Eingliederungshilfe sind die örtlichen und überörtlichen Sozialämter. Die Eingliederungshilfe umfaßt u.a.:

- heilpädagogische Maßnahmen (z.B. vorschulische Förderung, psychologische Behandlung, Sprachheilbehandlung);
- Hilfe zu einer angemessenen Schulbildung (z.B. Nachhilfeunterricht in bestimmten Fächern);
- Hilfe zur Ausbildung für einen angemessenen Beruf oder eine sonst angemessene Tätigkeit;
- Hilfe zur Fortbildung und Umschulung;
- Hilfe zur Erlangung eines geeigneten Platzes im Arbeitsleben;
- orthopädische Hilfen (bei Anfallkranken z.B. Anschaffung eines Sturzhelms);
- Hilfe für Maßnahmen zum Erwerb praktischer Kenntnisse und Fähigkeiten, die erforderlich und geeignet sind, dem Behinderten die für ihn erreichbare Teilnahme am Leben in der Gemeinschaft zu ermöglichen.

13.2. Hilfe zur Pflege – Pflegeversicherung – Schwerbehindertenausweis

Hilfe zur Pflege erhalten nach § 69 BSHG Personen, „die infolge Krankheit oder Behinderung so hilflos sind, daß sie nicht ohne Wartung und Pflege bleiben können".

Ist ein Epilepsiekranker, der das erste Lebensjahr vollendet hat, so hilflos, daß er für die gewöhnlichen und regelmäßig wiederkehrenden Verrichtungen im Ablauf des täglichen Lebens (Essen, Ankleiden, Waschen, zur Toilette gehen usw.) in erheblichem Umfang und mehr als seinem Alter entsprechend der Wartung und Pflege dauernd (d.h. zumindest 6 Monate) bedarf, so steht ihm bei häuslicher Pflege ein Pflegegeld zu. *Pflegebedürftigkeit* liegt auch dann vor, wenn die genannten Verrichtungen vom Behinderten zwar äußerlich technisch beherrscht werden, zu ihrer Durchführung aber eine ständige Anleitung und Aufforderung erforderlich ist. In den meisten Fällen wird bei Epilepsiekranken eine Pflegebedürftigkeit, die die Gewährung von Hilfe zur Pflege zur Folge hat, dann vorliegen, wenn die Epilepsie durch zusätzliche körperliche und geistige Behinderung kompliziert ist. In besonderen Fällen ist eine Pflegebedürftigkeit aber auch durch die Epilepsie selbst gegeben, beispielsweise dann, wenn Anfälle vorliegen, die einer besonderen, ständigen Überwachung bedürfen (z.B. bei häufigen Sturzanfällen). Hilfe zur Pflege kann in Heimen und Anstalten und als häusliche Hilfe gewährt werden. Anträge auf Hilfe zur Pflege nimmt das Sozialamt entgegen.

Vorrangig gegenüber der Hilfe zur Pflege ist heutzutage die *Pflegeversicherung*. Ob ein Epilepsiekranker Zuwendungen im Rahmen der neuen Pflegeversicherung (seit 1995), die nach dem Ausmaß der erforderlichen Pflege drei Schweregrad-Stufen unterscheidet, erhält, hängt von der Beurteilung durch den Medizinischen Dienst der Krankenkassen ab.

Epilepsiekranke, die nicht anfallfrei sind oder eine zusätzliche geistige oder körperliche Behinderung haben, können ab dem vollendeten ersten Lebensjahr auf Antrag (beim Versorgungsamt) einen *Schwerbehindertenausweis* erhalten.

Als schwerbehindert gelten Personen, bei denen der Grad der Behinderung (GdB) mindestens 50 % beträgt. Der GdB allein auf Grund einer Epilepsie (ohne zusätzliche körperliche oder geistige Störungen) richtet sich nach Art, Schwere, Häufigkeit und tageszeitlicher Verteilung der Anfälle. Ein GdB von 90–100 % ist z. B. dann anzunehmen, wenn „kleine" Anfälle täglich oder „große" Anfälle wöchentlich auftreten; nach der derzeitigen Rechtsprechung wird ein 50–60 %iger GdB z. B. dann attestiert, wenn „große" Anfälle mit Pausen von Monaten, „kleine" Anfälle mit Pausen von Wochen vorkommen. (Besteht eine dreijährige Anfallfreiheit bei weiterer Notwendigkeit medikamentöser Therapie [wegen fortbestehender Anfallbereitschaft], so ist von einem GdB von 30 % auszugehen – eine Schwerbehinderung liegt hier also nicht vor.)

14. Zukunftsperspektiven in der Epileptologie

Die wissenschaftliche Epileptologie begann in der zweiten Hälfte des 19. Jahrhunderts; in unseren Tagen erfährt die epileptologische Forschung eine stürmische Weiterentwicklung; dies läßt sich vor allem in drei Bereichen darstellen: In der experimentellen Forschung, in der Diagnostik und in der Therapie.

14.1. Experimentelle Forschung – Diagnostik – Therapie

Nach wie vor ist Epileptologie in erster Linie ein ärztliches Betätigungsfeld, also ärztliches Handeln mit und an Patienten. Der im Labor experimentell tätige Epileptologe ist jedoch in den letzten Jahrzehnten zu einem eminent wichtigen Partner für den Arzt geworden. Das Wissen um biochemische und elektrophysiologische Vorgänge im Zusammenhang mit epileptischem Geschehen präzisiert und korrigiert nicht nur das klinische Denken, sondern hat auch Auswirkungen auf ätiologische Überlegungen, Therapiestrukturen und prognostische Aussagen. So können beispielsweise Phänomene wie „Kindling" (Bahnung epileptischen Geschehens) oder „iktogene Läsion" (anfallbedingte cerebrale Schädigung) erst durch die experimentell gewonnenen Erkenntnisse richtig verstanden und in das klinische Denken einbezogen werden. Auch die regelhaft zu beobachtende Selbstbegrenzung epileptischen Geschehens wird durch Vorgänge am epileptischen Modell im Labor erklärlich und für die klinische Epileptologie anwendbar. Schließlich ist auch das zunehmende Wissen über inhibitorische und exzitatorische Mechanismen im Zusammenhang mit physiologischer und epileptischer Erregung eine wichtige Voraussetzung für ein „Eingreifen von außen", also für die Entwicklung neuer anfallhemmender Medikamente.

Bis zur Wende vom 19. zum 20. Jahrhundert war der Arzt bei der klinischen Diagnostik in erster Linie auf seine Sinne und sein logisches Denkvermögen angewiesen. Im Grunde sollten auch heute diese beiden „Instrumente" nach wie vor die wichtigsten Pfeiler ärztlich-klinischen Handelns sein, auch wenn dies in der modernen Ausbildung junger Ärzte leider nicht mehr in dem Maß betont wird, wie es eigentlich wünschenswert wäre. Ergänzend zur klinischen Befunderhebung und den sich daraus ergebenden Überlegungen kommt heute den apparativ-technischen Untersuchungsmöglichkeiten entscheidende Bedeutung zu.

Die Entdeckung der Röntgenstrahlen Ende des 19. Jahrhunderts und die spätere Weiterentwicklung im Sinne von Gefäßdarstellungen (Angiographie) und Luftfüllung (Pneumencephalographie) haben die neurologische Diagnostik entscheidend verbessert. Gewissermaßen eine erneute diagnostische Revolution stellen die modernen strukturgebenden Verfahren wie Computer- und Kernspin-Tomographie sowie SPECT- und PET-Verfahren dar. Es ist durchaus denkbar, daß bei weiterer Optimierung diese bildgebenden Verfahren, die ja teilweise nicht nur eine starre Momentaufnahme cerebraler Strukturen zulassen, sondern zunehmend auch Einblikke in dynamische Prozesse erlauben, die derzeitige invasive EEG-Diagnostik mit ihrer vorübergehenden Einbringung von Elektroden in das Schädelinnere (mit Plazierungen auf oder auch in der Gehirnsubstanz) einmal überflüssig werden lassen.

Auch die Entwicklung laborchemischer Untersuchungen ist in einer stürmischen Vorwärtsbewegung. Die Entdeckung bisher unbekannter Stoffwechseldefekte, das Aufspüren feinster pathologischer Substrate in Körperflüssigkeiten und Geweben, die sich rasch entwickelnde Entschlüsselung des Gen-Materials – nicht nur, wie bereits in manchen Fällen möglich, im Bereich definierter metabolischer Störungen, sondern auch z. B. im Zusammenhang mit idiopathischen Epilepsien – wird die Diagnosemöglichkeiten in den nächsten Jahren und Jahrzehnten auf eine heute noch nicht vorstellbare Art und Weise in neue Bereiche führen.

Die sogenannte pränatale Diagnostik spielt derzeit in der Praxis der Epileptologie noch keine Rolle. Es ist aber absehbar, daß diese Möglichkeit z. B. für die Epilepsien, bei denen die genetische Disposition für die Manifestation der Krankheit die entscheidende Rolle spielt – also für die idiopathischen Epilepsien –, zu gegebener Zeit eine Selbstverständlichkeit sein wird; dies wird allerdings neue medizin-ethische Fragen aufwerfen.

Die Intensivierung diagnostischer Maßnahmen ist nur sinnvoll, wenn sie Auswirkungen auf das therapeutische Handeln hat. Wir haben in den letzten beiden Jahrzehnten gesehen, daß z. B. epilepsiechirurgische Maßnahmen in größerem Umfang und mit größerer Aussicht auf Erfolg erst möglich wurden, nachdem es entscheidende Fortschritte in den Diagnosetechniken gab. Erst die bildgebenden Verfahren und die EEG-Invasiv-Diagnostik haben die Entwicklung der Epilepsie-Chirurgie ermöglicht. Je differenzierter und aussagekräftiger die diagnostischen Möglichkeiten in Zukunft sein werden, um so effektiver werden die epilepsiechirurgischen Eingriffe sein können. Auch die Nebenwirkungs- und Komplikationsraten im Bereich der Epilepsie-Chirurgie werden im Verlauf der nächsten Jahre durch die stete Weiterentwicklung der Operationstechniken immer mehr absinken.

Auch die Entwicklung auf dem Gebiet der konservativen, der medikamentösen Therapie wird von den verbesserten diagnostischen Maßnahmen und vor allem von den Fortschritten in der experimentellen Epileptologie profitieren.

Während die „Standard-Präparate" in der Epilepsie-Therapie – angefangen vom Brom (1857) bis zum Valproat (1963/67) – jeweils mehr oder weniger zufällig vom meist klinisch tätigen Arzt als anfallhemmende Substanzen entdeckt wurden, liegt die Zukunft der medikamentösen Epilepsie-Therapie möglicherweise in den Händen des zielgerichtet forschenden, experimentell tätigen Epileptologen. Die neuesten Antiepileptica, die bereits teilweise am Reißbrett im Labor entwickelt wurden („Designer-Medikamente") sind erste (noch unvollkommene) Produkte einer solchen Entwicklung.

14.2. Schlußbemerkung

Weder die akribischste apparative Diagnostik noch das erfolgreichste Medikament, noch der exakteste Laser-Strahl, der das epileptische Gewebe beseitigt, werden den Arzt überflüssig oder durch einen Computer ersetzbar machen. Das Kranksein des Epilepsie-Patienten ist nicht allein durch einen definierten Enzym-Defekt oder ein falsch zusammengesetztes Gen bestimmt, nicht allein durch eine cerebrale Narbe oder ein wachsendes Tumorgewebe, nicht allein durch eine angeborene Fehlentwicklung des Gehirns oder eine Durchblutungsstörung; Kranksein, insbesondere chronisches Kranksein, betrifft den ganzen Menschen – seine körperlichen, seine psychischen und seine sozialen Anteile.

Es ist Aufgabe des Arztes, zusammen mit dem Patienten und seinen Angehörigen – gegebenenfalls unter Hinzuziehung weiterer Fachkräfte – zu versuchen, entweder den ganzheitlichen Gesundheitszustand des Epilepsiekranken wiederherzustellen oder die Auswirkungen der Krankheit zu mildern oder auch – und dies ist vielleicht die vornehmste ärztliche Pflicht – den nicht-heilbaren Patienten zu begleiten, um, wie der griechische Arzt Aretaios um das Jahr 100 n. Chr. schrieb, „allein als Mensch mit ihm zu trauern". Doch glücklicherweise stellt der nicht-heilbare Epilepsiekranke bzw. der Patient, dem durch die modernen medizinischen und rehabilitativen Möglichkeiten noch keine Erleichterung gebracht werden kann, heute in der Epileptologie immer mehr die Ausnahme dar.

Wer hilft weiter? – Wichtige Anschriften

In Deutschland

Deutsche Epilepsie-Vereinigung e.V. (DE)
(Zusammenschluß von Selbsthilfegruppen)
Geschäftsstelle: Zillestr. 102, 10585 Berlin, Tel. 0 30/3 42 44 14

einfälle
(Zeitschrift der Epilepsie-Selbsthilfe)
Redaktion: Zillestr. 102, 10585 Berlin, Tel. 0 30/3 41 42 52

Deutsche Sektion der Internationalen Liga gegen Epilepsie
Geschäftsstelle: Herforder Str. 5–7, 33602 Bielefeld, Tel. 05 21/12 41 92 (tägl. 10–12 Uhr)

Informationszentrum Epilepsie (IZE)
Herforder Str. 5–7, 33602 Bielefeld, Tel. 05 21/12 41 17 (tägl. 9–12 Uhr)

Stiftung Michael zur Bekämpfung von Anfallkrankheiten
Dr. Helmut Reith, Münzkamp 5, 22339 Hamburg, Tel. 0 40/5 38 85 40

Deutsches Epilepsiemuseum Kork
Oberdorfstr. 8, 77694 Kehl-Kork
www.epilepsiemuseum.de

In der Schweiz

Schweizerische Liga gegen Epilepsie (SLgE)
Dorfstr. 2, Postfach 233
8712 Stäfa
Tel.: 01/9 26 89 71 oder 0 79/2 46 50 70

Schweizerische Vereinigung der Eltern epilepsiekranker Kinder (ParEpi)
Rothstr. 17/Postfach
8042 Zürich
Tel.: 01/3 63 55 04

Epilepsie-Vereinigung Schweiz (E-V-CH)
Alpenstr. 66
8200 Schaffhausen
Tel.: 0 52/6 24 56 75

In Österreich

Sekretariate der Österreichischen Sektion der Internationalen Liga gegen Epilepsie
Universitätsklinik für Neurologie
Währinger Gürtel 18–20
1090 Wien
Tel.: 01/4 04 00–34 33

Neurologische Universitätsklinik
Anichstr. 35
6020 Innsbruck
Tel.: 05 12/5 04 38 79

Elterninitiative anfallkranker Kinder (EIAK)
Stumpergasse 1/15
1060 Wien
Tel.: 01/5 96 58 00

Literatur

Weiterführende und vertiefende Fachliteratur

Baumgartner, C.: *Handbuch der Epilepsien.* Springer-Verlag, Wien-New York, 2001.

Doose, H.: *Epilepsien im Kindes- und Jugendalter,* 11. Aufl. Desitin, Hamburg, 1998

Fröscher, W., Vassella, F.: *Die Epilepsien – Grundlagen, Klinik, Behandlung.* Walter de Gruyter Verlag, Berlin, New York, 1994.

Janz, D.: *Die Epilepsien,* 2. Aufl., Thieme-Verlag, Stuttgart, 1998.

Matthes, A., Schneble, H.: *Epilepsien – Diagnostik und Therapie für Klinik und Praxis* (Taschenbuch), 6., neubearbeitete und erweiterte Auflage, Thieme-Verlag, Stuttgart, 1999.

Schneble, H.: *Krankheit der ungezählten Namen – ein Beitrag zur Sozial-, Kultur- und Medizingeschichte der Epilepsie anhand ihrer Benennungen vom Altertum bis zur Gegenwart.* Huber-Verlag, Bern, Stuttgart, Toronto, 1987.

Schneble H., Ernst, J.-P.: *Vademecum Antiepilepticum,* 17., überarbeitete Auflage, 2003 (zu beziehen über das IZE – s. Anschriften).

Stefan, H.: *Epilepsien – Diagnose und Behandlung,* 3. Auflage, Thieme-Verlag, Stuttgart, 1999.

Allgemeinverständliche Literatur

Krämer, G.: *Epilepsie von A–Z – Medizinische Fachwörter verstehen.* Thieme/TRIAS, Stuttgart, 1996.

Krämer, G.: *Epilepsie – Antworten auf die häufigsten Fragen,* 2. Aufl., Thieme/TRIAS, Stuttgart, 2000.

Ried, S., Schüler, G.: *Epilepsie – vom Anfall bis zur Zusammenarbeit.* Blackwell Wissenschaft, Berlin, 1994.

Schmidt, D.: *Epilepsien – Fragen und Antworten,* 6., überarbeitete Auflage. Zuckschwerdt-Verlag, München, 2002.

Schneble, H.: *Epilepsie bei Kindern: Wie Ihre Familie damit leben lernt.* Thieme/TRIAS-Verlag, Stuttgart, 1999.

Schneble, H.: *Das Eigentor oder die Geschichte vom Peter-guck-in-die-Luft – ein Roman für Kinder (ab 10 Jahren), Jugendliche und Erwachsene, die sich über Epilepsie informieren möchten.* dgvt-Verlag, Tübingen, 2000.

Informationsschriften

Freudenberg, D.: Das anfallkranke Kind – pädagogischer Ratgeber für Eltern (1996)

Schneble, H.: *Unser Kind hat Anfälle* (2001)

Thorbecke, R., Janz, D., Specht, U.: *Arbeit und berufliche Rehabilitation bei Epilepsie* (1995)

Diese und andere Informationsschriften können (kostenlos) beim IZE bezogen werden (s. Anschriften).

Register